科学健身指导丛书

糖尿病人群健身指南

国家体育总局　编

人民体育出版社

图书在版编目（CIP）数据

糖尿病人群健身指南 / 国家体育总局编. -- 北京：人民体育出版社, 2013（2024.2重印）
（科学健身指导丛书）
ISBN 978-7-5009-4429-4

Ⅰ. ①糖… Ⅱ. ①国… Ⅲ. ①糖尿病—病人—健身运动—指南 Ⅳ. ①R587.1-62②G883-62

中国版本图书馆CIP数据核字(2013)第013902号

*
人民体育出版社出版发行
北京中科印刷有限公司印刷
新 华 书 店 经 销
*
787×960 16开本 11印张 195千字
2013年12月第1版 2024年2月第2次印刷
印数：5,001—7,000册
*
ISBN 978-7-5009-4429-4
定价：50.00元

社址：北京市东城区体育馆路8号（天坛公园东门）
电话：67151482（发行部） 邮编：100061
传真：67151483 邮购：67118491
网址：www.psphpress.com
（购买本社图书，如遇有缺损页可与邮购部联系）

序

1995年6月20日，国务院颁布《全民健身计划纲要》，自此，我国的群众体育事业驶入了健康、快速的发展轨道，亲民、便民、利民的全民健身服务体系造福千家万户，广大人民群众以极大的热情投身全民健身行列，汇聚成汹涌澎湃的健身世纪潮。《纲要》实施十五年来，我国城乡居民的健身意识普遍增强，群众性体育健身活动广泛开展，国民体质状况逐步改善，具有中国特色的全民健身体系基本建成。特别是北京奥运会后，胡锦涛总书记提出了进一步推动我国由体育大国向体育强国迈进的宏伟目标，2009年国务院批准设立“全民健身日”并颁布施行《全民健身条例》，为进一步推进全民健身事业取得跨越式发展、努力建设体育强国奠定了基础。

为统筹规划新时期全民健身事业的发展蓝图，今年2月，国务院印发了《全民健身计划（2011—2015年）》，就“十二五”时期加快发展全民健身事业，使广大人民群众充分享受体育健身带来的快乐，强健身心，提升幸福指数，促进人的全面发展，丰富群众的精神文化生活提出了一系列的方针政策和措施。新周期的《全民健身计划》明确将“深入开展全民健身宣传教育”作为重要工作措施之一，提出要通过“播发公益广告、宣传片、宣传画，出版科普图书、音像制品，普及知识，提高公民科学健身素养”。为落实这一措施，在有关部门的共同努力下，这套凝聚众多专家学者心血、旨在推动大众科学健身的《科学健身指导丛书》于今天面世了。

实施全民健身计划，增强全民身体素质，是一项利国利民、功在当代、利在千秋的宏伟事业，工作千头万绪，手段多种多样，但归其根本，我们在倡导全民健身的过程中要牢牢把握两条原则：生命在于运动，运动要讲科学。

我们这里所指的运动，是人民群众日常生活中以增进身心健康为目的、以身体活动为主要手段的体育健身活动，也就是俗称的体育锻炼。从人体本身来讲，只有不断地运动，才能保持生命的活力，更好地创造物质和精神财富，推动人类社会不断向前发展。自古以来，人们就不断研究和探索体育锻炼对人自身发展的作用和意义，在奥林匹克运动的故乡希腊,奥林匹亚阿尔菲斯河岸的岩壁上至今还保留着古希腊人的一段格言：如果你想聪明，跑步吧！如果你想强壮，跑步吧！如果你想健康，跑步吧！中国早在黄帝时期，即以角觝、击剑、射御、蹴鞠、捶丸等体育活动来训练青年，而唐尧、虞舜、夏、商、周亦以拳术、投壶、剑术、弓矢、击壤等体育活动来强健国人体魄。可以说，从古至今，人类社会关于体育锻炼对人的身体、精神乃至对整个社会所产生积极作用的论述是汗牛充栋，现代社会更是将体育锻炼的综合价值和多元功能发挥得淋漓尽致。因此，我们在推广全民健身计划过程中，首先要号召广大人民群众积极参与健身、享受健身乐趣，体会生命在于运动的真正意义之所在。

在强调运动对于强健人类体魄具有重要作用的同时，我们还必须注重科学运动的重要性。各人的性别、年龄、身体条件不同，健身项目、时间、运动量等也要因人而异，如果不尊重科学、不因人因地制宜，则健身效果不但不好，甚至会给身体带来伤害。随着现代科学技术特别是生理学、生物力学、营养学、医学、社会学等的发展，人们对体育锻炼的机理、功能和价值有了更清晰、更科学的认识，把这些认识用浅显易懂的语言表达出来，用于指导群众的体育健身活动是全民健身计划实施过程中的一项重要工作。本套丛书以全国群众体育现状调查、国民体质监测和国民健身指导系统等体育科研成果为基础，从健身机能评价出发，传授运动健身知识，使读者能够自主制订健身计划、身体力行，主动参与运动，进而达到增强体质和健康水平的目的，使运动健身成为生活中不可或缺的一部分。

丛书采取图文并茂、通俗易懂的形式进行编写，以满足群众增加科学健身知识，提高科学健身理念的需求，具有较强的科普性、实用性和通俗性，重在指导，便于操作，适用于不同人群在运动健身中作为参考。希望本套丛书的出版能为广大体育健身爱好者提供切实可行的健身指导，吸引更多的群众加入全民健身的行列，为增强全民族身体素质做出应有的贡献。

刘鹏

2011年8月8日

《科学健身指导丛书》编委会

《糖尿病人群健身指南》编写人员名单

主　编

李　霞　广西体育运动创伤专科医院

黄志平　广西体育科学研究所

副主编

刘　敏　广西体育高等专科学校

曹彦彬　广西体育运动创伤专科医院

编　委（按姓氏笔画为序）

刘　敏　广西体育高等专科学校

李　霞　广西体育运动创伤专科医院

邹金辉　广西体育科学研究所

黄志平　广西体育科学研究所

曹彦彬　广西体育运动创伤专科医院

前 言

“糖尿病与我没有什么关系”，如果30年前您说这样的话，我不奇怪。但若今天您还这么认为，我可能会忍不住反问：“真的吗？”

1980年，对全国13省市30万人口进行调查，结果显示糖尿病患病率为0.67%，也就是说，平均150个人里有一位糖尿病患者。而2007—2008年的全国流行病学调查显示，我国20岁以上的成年人糖尿病患病率为9.7%，此外，还有15.5%的人处于糖尿病前期。这一数据意味着：我国20岁以上的成年人平均每4人中就有1人遭到糖尿病的威胁。

目前，糖尿病已成为在世界范围内的一种流行病，而我国也超越印度站在了这一“流行病”的最前沿。我国的糖尿病人群中，2型糖尿病患者约占总患病人数的93.7%，且呈年轻化趋势。

环顾一下周围的亲人、朋友、同事，似乎糖尿病患者一下子多了起来。糖尿病正以惊人的速度悄悄接近我们，看着身边越来越多的人被糖尿病缠身，您还会心存侥幸地认为“糖尿病与我无关吗？”

更糟糕的是，由于 2型糖尿病前期和早期无明显的症状，有60%的患者并不知道自己的情况。糖尿病就像一个无声的杀手悄悄吞噬着我们的健康，让我们听不清、看不见、走不动、记不住，让我们的动脉梗塞、器官衰竭，而这一切都是在我们无意识的情况下悄悄地进行着。也许有一天，我们因心梗或脑梗需要搭桥、肾衰需要换肾、糖尿病足不得不截肢，甚至无法挽救生命，或者即使挽救了生命却无法有质量地活着的时候，才恍然醒悟，糖尿病的危害竟然如此巨大！因此，制定切实可行的防治策略迫在眉睫。

国内外大量研究证实，运动对2型糖尿病的防治，尤其是对其并发症的预防至关重要，是糖尿病防治策略中不可或缺的内容，有着饮食和药物不可替代的作用。2010年12月16日，美国糖尿病学会和美国运动医学会联合发表的最新指南强调，体育锻炼对控制2型糖尿病具有关键作用。

就我国目前情况而言，运动疗法尚未引起糖尿病患者的足够重视，据相关资料统计，确诊为糖尿病的患者中，只有38%采取了身体活动措施，而规则运动者不足5%。

科学运动能否达到防治2型糖尿病的目的，最终取决于患者对糖尿病及科学运动等相关知识的认知度和对运动疗法的认可度，以及能否根据自身病情和体质状况选择适当的健身处方并长期有效执行。

不科学的运动是有风险的，糖尿病患者更可能因存在的血管或神经病变，使其运动风险远高于健康人群，如果对这方面没有相当的了解而盲目运动，可能会因处理不当造成严重后果。然而，绝大多数患者对这方面的知识知之甚少，这大大削弱了糖尿病患者从运动中获得的益处。现在，我们将这方面的知识介绍给大家，让更多的人了解糖尿病与运动的关系，让糖尿病患者从运动中获得健康与快乐。

我们力图用通俗易懂、图文并茂的方式介绍糖尿病及运动的相关知识，并教大家一些简单易行的运动，如弹力带力量练习、平衡垫练习等，设计难度由小至大的阶梯式运动计划，配有机能自我评价标准，让您在运动中感受到乐趣。

从现在开始运动吧！只要您有以下的愿望：降低血糖、降低血压、改善心血管健康，拥有更健美的体形，让骨骼更强壮不易骨折，使自己感到身心愉悦、比同龄人看起来更年轻！

即使运动有点累、还得花一些时间，但要相信，只要坚持不懈的锻炼，当以上的愿望慢慢实现——当你感觉神清气爽、充满活力、体重正在下降，血糖平稳下降，可以逐渐减少用药量，胆固醇、血压在降低，心脏功能就像你10年前的时候一样棒——您的付出就得到了最大的回报，这一切努力都是值得的！

本书的文字撰写由李霞副主任医师、黄志平副教授、刘敏副教授、曹彦彬副主任医师和邹金辉助理研究员共同完成。图片由李霞提供,照片由黄志平提供，刘成艳、纪术新和吴春燕参与了照片的拍摄工作。本书是在国家体育总局《科学健身指导丛书》

编委会的指导下完成的，特别是王梅研究员的悉心指导，提供了许多宝贵的意见和建议，王正珍教授参与了本书的审阅工作，在此，一并表示衷心感谢！

我们希望能将最好的呈现给大家，但由于水平有限，加之时间仓促，不妥之处，敬请指正，以便再版修正。

李 霞

2013年7月31日

目 录

第一章 糖尿病的真相

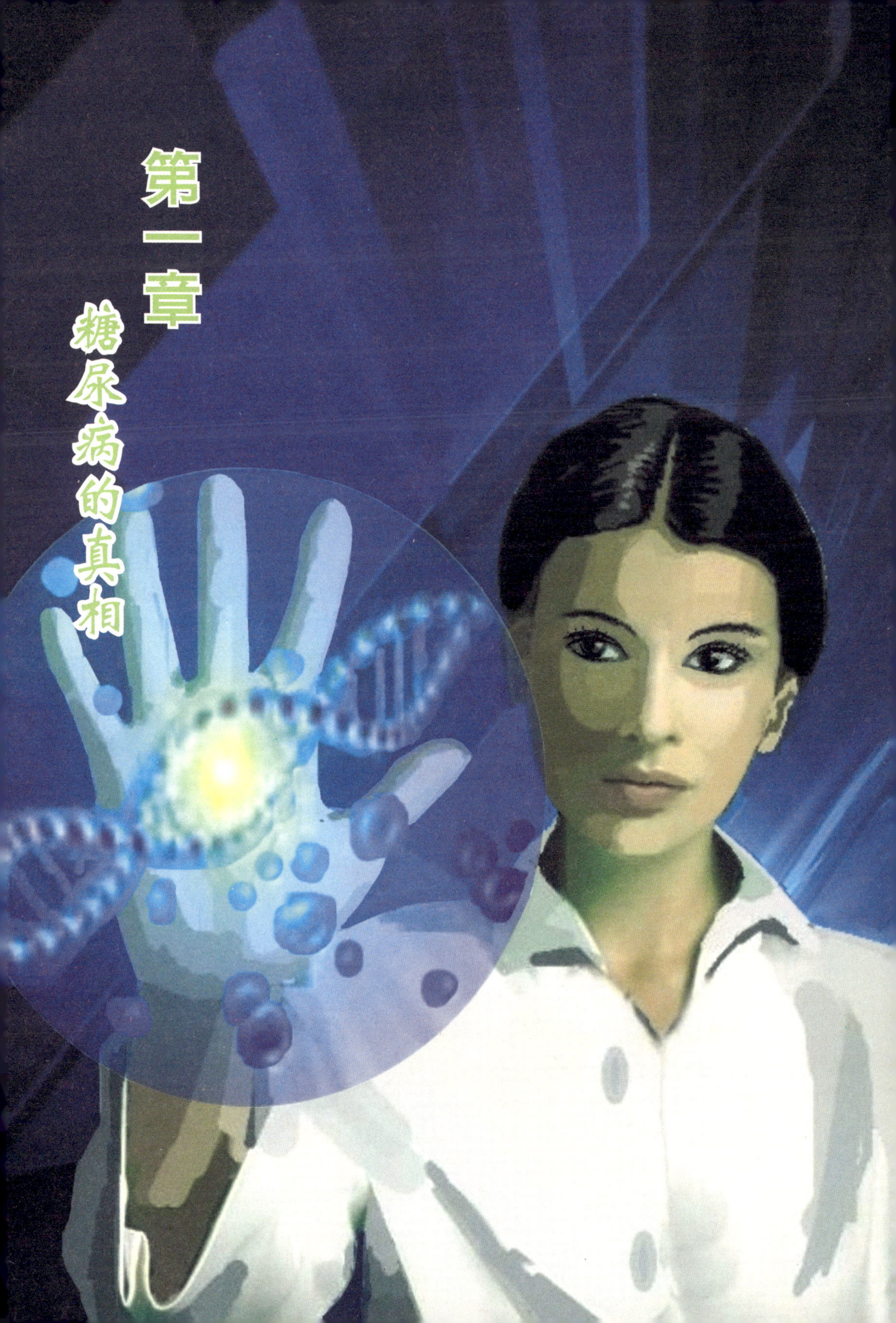

曾有一位患者问我：“我的血糖只是有一点点高而已，应该没有什么吧？”

试想一下，一条原本清澈的小河中出现了泥沙，大自然还有能力让它变回清澈，算是正常现象的确没有什么，但如果泥沙持续存在，水不能再恢复清澈，这表明河边的植被早已破坏，水土流失，靠自然的力量已经不能恢复了，如果你不去治理，它最终的命运就如右下方的这幅图——渐渐干枯。

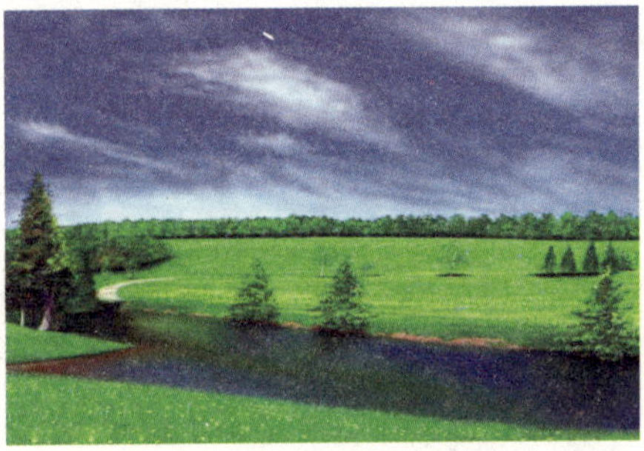

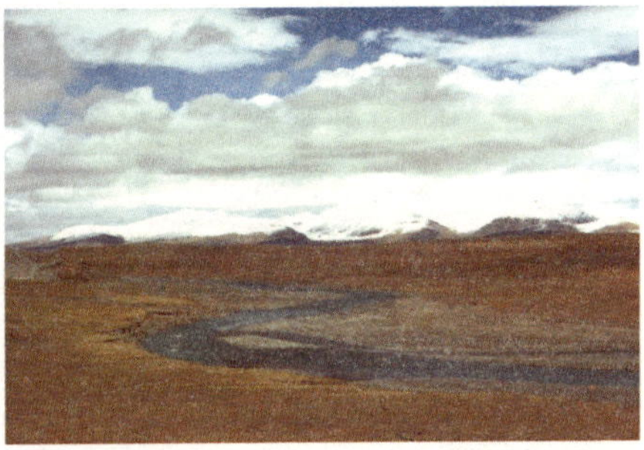

2型糖尿病也是如此，高血糖反映了机体的代谢功能早已受损，自身无法代偿，高血糖会损害全身重要的器官。如果不进行有效的干预，它就会向坏的方向发展——各种并发症的出现，而且是不可逆的！

糖尿病发病后10年，有30%～40%的患者至少会发生一种并发症，而且糖尿病患者支付的81%的治疗费都用在控制糖尿病并发症上面。

血糖高并不可怕，只要通过合理的干预就能向好的方向发展，可怕的是你不去干预它，任由它继续发展。

第一节　糖尿病的根源

问题1：2型糖尿病到底是哪里出了问题？

（1）胰腺　（2）血管　（3）骨骼肌、脂肪等效应细胞

您的答案是什么？可以在看完以下章节的内容后再选答案。

一、血糖是如何维持平稳的

血液中的葡萄糖称为血糖。体内血糖浓度是反映机体内糖代谢状况的一项重要指标。正常情况下，血糖浓度是相对恒定的。正常人空腹血浆葡萄糖浓度为3.9～6.1mmol / L(70～110mg/dl)。餐后2小时血糖应低于7.8 mmol / L。

空腹血浆葡萄糖浓度高于7.0 mmol / L（126 mg/dl)或餐后2小时血糖高于11.1mmol/L（200mg/dl）称为高血糖，低于3.9mmol / L(70mg/dl)称为低血糖。而空腹血糖介于6.1～7mmol / L之间为空腹血糖异常（IFG），餐后2小时血糖在7.8～11.1mmol / L为糖耐量异常（IGT）。要维持血糖浓度的相对恒定，必须保持血糖的来源和去路的动态平衡。

（一）血糖从哪里来

血糖的三个来源：①饭后，食物中的碳水化合物（糖类）在胃肠道被吸收入血，是血糖的主要来源；②饥饿时，血糖会下降，但机体一刻也离不开血糖，特别是脑细胞与血细胞本身没有糖原储备，一旦得不到血糖供应，就会出现脑功能障碍等严重问题，因此血糖下降到一定水平，机体就会做出反应，肝脏中储存的糖原就会分解为葡萄糖释放入血，使血糖保持在正常水平。肝糖原分解是空腹时血糖的直接来源；③但肝糖原储备有限，饥饿超过十几个小时还没有及时补充糖，机体的蛋白质、脂肪就会分解成为氨基酸、甘油、乳酸等非糖物质，再转变为葡萄糖，使血糖得到补充，这个由蛋白质、脂肪转变为糖的过程称为糖异生，糖异生主要在肝脏进行，是长期饥饿时血糖的来源。

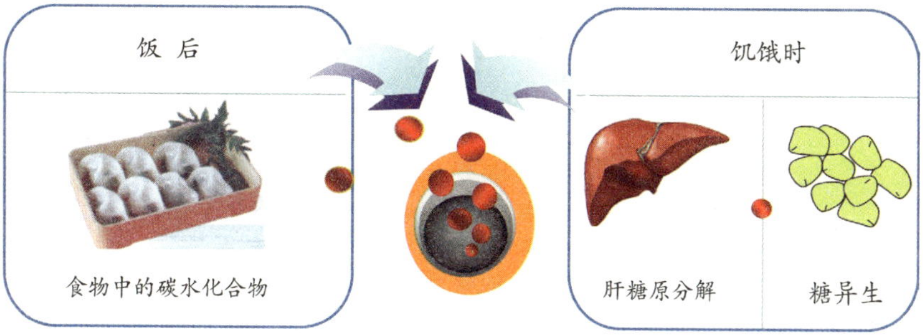

图1-1　血糖的来源

有人会问了，每个人饭后血糖都会升高，为什么糖尿病患者就会超过正常值呢？先看看糖到哪里去了吧。

（二）血糖到哪里去

血糖升高后必须有去路才能降下来，糖是细胞的重要供能物质，它的去路就是进入机体各类细胞中，一部分直接用于维持细胞能量代谢和生命活动，如脑细胞和红细胞是以葡萄糖作为主要的能源物质；一部分被储存起来，如进入肝细胞中以肝糖原形式储存，进入肌肉以肌糖原的形式储存；还可以转变为脂肪、蛋白质及核酸等其他物质。

但葡萄糖并非能随意进入细胞，有些细胞就好像上了一把锁，比如骨骼肌、脂肪细胞等，如果要进入就必须用钥匙开门才行，钥匙就是胰岛素，胰腺β细胞就好比是一个专门生产钥匙（胰岛素）的工厂。另一些细胞则可以不需要胰岛素的帮助，比如脑细胞、肝脏细胞等。

当然，血糖的浓度还受到神经系统和激素的调节。胰岛素是体内唯一的降糖激素，其他的激素，如胰高血糖素、糖皮质激素、肾上腺素、生长激素及甲状腺激素等都是升高血糖的激素。

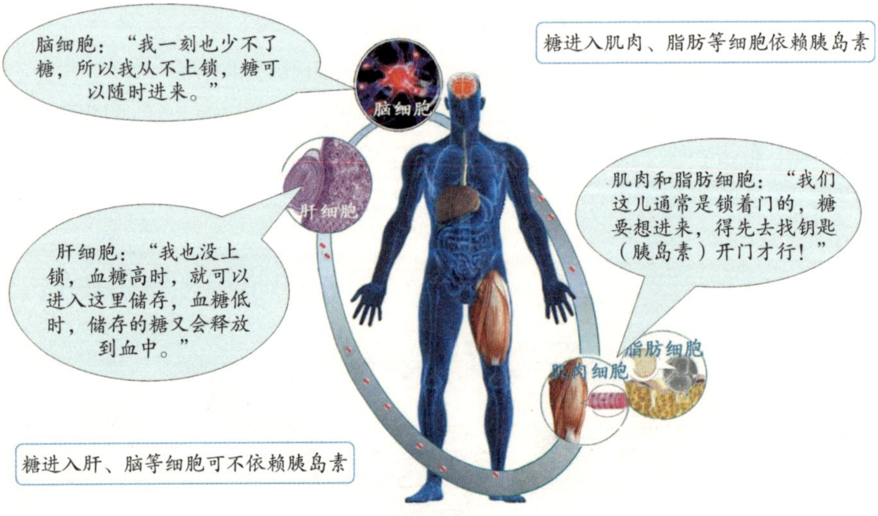

图1–2　糖进入不同细胞的方式不同

小知识

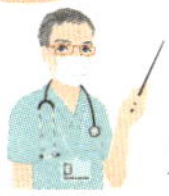

小知识：葡萄糖转运蛋白

不同的细胞摄取葡萄糖的方式不同，在骨骼肌、脂肪及心肌细胞，主要由GLUT4（葡萄糖转运蛋白4）将糖携带进入细胞，GLUT4的作用需要依赖胰岛素这把“钥匙”的帮助。脑主要由GLUT3（葡萄糖转运蛋白3）通过易化扩散的方式将糖携带入细胞，对葡萄糖的摄取是恒定的，GLUT3对于葡萄糖具有高亲和性，也就是说在葡萄糖浓度比较低的情况下，GLUT3的转运效率比其他的转运体要高，这是机体的一种自我保护——在血糖较低的情况下，糖可以优先被脑细胞摄取并利用。肝脏中，葡萄糖可顺浓度梯度由GLUT2（葡萄糖转运蛋白2）携带入细胞，也就是说，当血糖过低时（如饥饿），肝细胞就会释放葡萄糖入血，当血糖高时（如饭后），肝细胞就会摄取葡萄糖。GLUT2和GLUT3转运糖的作用不依赖胰岛素。

二、糖尿病是哪里出了问题

同是血糖升高，但1型和2型糖尿病发病部位及机理是完全不同的，也就决定了运动治疗方案完全不同，因此有必要明白这两型糖尿病的区别。

（一）1型糖尿病的病根

1型糖尿病的病根在胰腺，胰腺是生产“钥匙”（胰岛素）的“加工厂”——胰腺β细胞被破坏，没有了钥匙自然开不了门。解决的办法就是向机体输送足够的外源性胰岛素，或者在体内重新建立一个新的加工厂——移植胰腺或胰岛细胞。

（二）2型糖尿病的病根

2型糖尿病的病根在骨骼肌、脂肪等效应细胞，是这些消耗或贮存糖的细胞上的“门锁”生锈了，有钥匙也难打开，这也就是医生常说的细胞胰岛素抵抗，对胰岛素的作用不敏感了。因此，对于2型糖尿病来说，要治标治本就必须除“锁锈”，而运动恰恰可以治疗这一病根，即运动能改善胰岛素抵抗，提高胰岛素敏感性。

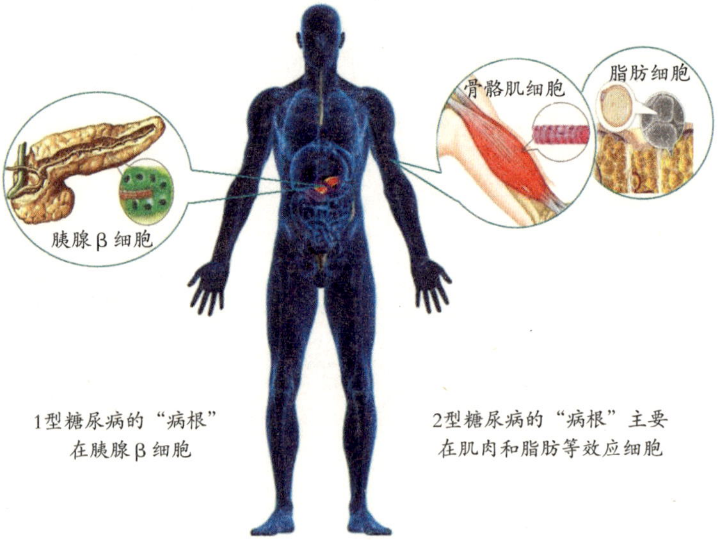

图1–3　糖尿病的病根

不论是没有“钥匙”开门，还是“锁生锈”门难开，都会造成糖进入细胞受阻，使之堆积在血液中，导致血糖升高，当血糖浓度大于8.9～10.0mmol/L，超过肾小管重吸收能力时，糖就会从尿中排出，这也是糖尿病名称的来历。

（三）2型糖尿病的特点

2型糖尿病患者早期胰腺功能尚好，为了开生锈的“锁”，胰腺会加班加点生产“钥匙”，此期患者常有高胰岛素血症（比没有胰岛素抵抗者胰岛素高5～10倍），血糖升高也不明显。疾病继续发展，胰腺β细胞长期超负荷工作终会累倒，胰岛素分泌相应减少，但机体并不会因为“生产能力”下降而自动除“锁锈”，这种“锁锈”状态（胰岛素抵抗）贯穿着2型糖尿病病程的始终。此时已到了既有“锁生锈”又没有足够“钥匙”开门的阶段，血糖自然居高不下。因此，治疗不仅仅是继续除“锈”，还应改善胰腺功能或者直接接受外源性胰岛素。

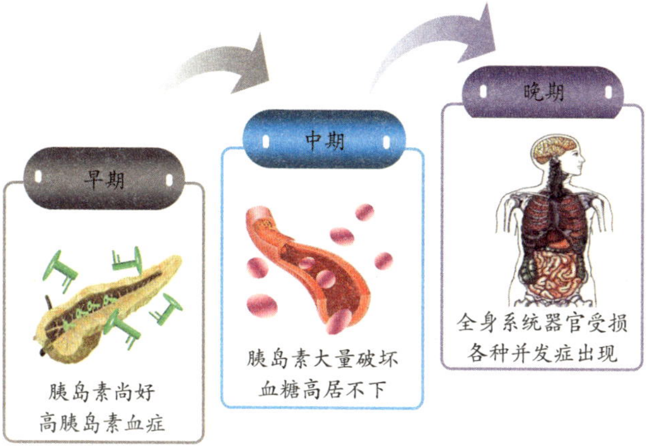

图1-4　2型糖尿病的特点

长期高血糖的状态又可以加重2型糖尿病病人的胰岛素抵抗，且损害葡萄糖刺激胰岛素分泌的功能。同时，持续高血糖和高胰岛素血症对全身各系统器官造成损害，导致各种并发症出现。

现在大家应该明白2型糖尿病的“根”在肌肉、脂肪等消耗或者贮存糖的细胞了！

问题2：是不是2型糖尿病到了胰腺功能受损，不能分泌胰岛素就变成1型糖尿病了？

答：不是。

尽管胰腺功能受损不能分泌胰岛素，肌肉、脂肪等细胞的胰岛素抵抗依然存在，也就是病根还是“锁”生锈，治疗上除提高胰岛素敏感性，还应保护及恢复胰腺的功能。

问题3：注射胰岛素好不好？

答：这要看具体情况，以下三种情况是可取的：

• 1型糖尿病的病根是胰腺β细胞被破坏，不能分泌胰岛素，注射外源性胰岛素是治疗的绝对适应证。

• 2型糖尿病是由于细胞上的“锁生锈”开不了门，糖才无法进入细胞，为了多生产些“钥匙”，β细胞一直在超负荷运转，为了减轻它的负担，可以在医生的指导下适当的使用胰岛素。

• 还有部分2型糖尿病患者已经到了胰腺β细胞功能衰竭的程度，必须依靠胰岛素治疗才能维持良好的血糖水平，否则将直接影响其生存状况。

问题4：2型糖尿病患者既然使用胰岛素就能将糖降下来，不用那么麻烦控制饮食和运动？

答：不对。

2型糖尿病的病根在骨骼肌、脂肪等效应细胞上，只配“钥匙”不去除“锁锈”，尽管能使血糖降下来，却是治标不治本的方案。

有些患者会注意到，若不控制饮食、不适当运动，只是注射胰岛素，尽管可以让血糖下降，但出现了胰岛素使用剂量越来越大，体重也很难控制的现象，这是为什么呢？

骨骼肌、脂肪细胞是需要“钥匙”开门让糖进去的最主要的两个去路，如果我们配了很多的“钥匙”，让这两类细胞开了门，您猜一猜糖会进哪个门？

先看看肌肉细胞，由于骨骼肌的体积只有通过运动才会增加，它贮备糖的能力是有限的，而且贮备的肌糖原也必须要通过活动用掉，才能腾出位置让血中的糖进来。

再来看看另一边的脂肪细胞，我们都知道世界上最重的人有近500千克，除了不到100千克的肌肉、骨骼、血液等，剩余的都是脂肪了，脂肪细胞可以让多少多余的糖以脂肪的形式贮存呀！

对于糖来说，如果你喜欢久坐不动，肌肉细胞就不能腾出“空位”，糖也只好转变为脂肪进入脂肪细胞。这就加重了肥胖，而肥胖又是引起“锁”生锈（胰岛素抵抗）的重要因素，一旦“锁锈”增多，又会需要更多的钥匙，开了门若只能进入脂肪细胞，又加重了肥胖……从而形成了肥胖→胰岛素抵抗→更加肥胖的恶性循环。

问题5：只要让血糖降下来，用什么药都无所谓？

答：不对。

如果一些药物只是为了刺激胰腺β细胞分泌更多的胰岛素，就好比让疲倦的β细胞继续“加班”，血糖在短期内固然可以下降，其后果却是让长期超负荷工作的β细胞加速“病倒”，最终导致其分泌枯竭。

三、糖尿病是怎么得的

（一）1型糖尿病的诱因

1型糖尿病多是在遗传的基础上，或遇有病毒感染，诱发自身免疫，而使胰腺β细胞被大量破坏，胰岛素生成减少，血糖升高。1型糖尿病多发于小儿及青少年，发病人数不到糖尿病总人数的10%。

（二）2型糖尿病的诱因

2型糖尿病的发生与现代生活方式密切相关，其约占糖尿病病人总数的93.7%。

常听人说：“我的家族里都没有糖尿病，我怎么会得糖尿病呢？”

先来看看2型糖尿病现状：我国2型糖尿病患病率在不到30年的时间里，由0.67%升至近9.7%，中国人的遗传因素不应该发生大的变化，但是生活方式却发生了巨大的改变，说明2型糖尿病除遗传因素外，更与环境因素密切相关。

胰岛素抵抗是2型糖尿病的病根，引起胰岛素抵抗的第一个罪魁祸首就是身体活动减少和高糖、高脂等高热量饮食导致的超重和肥胖，尤其是向心性肥胖。

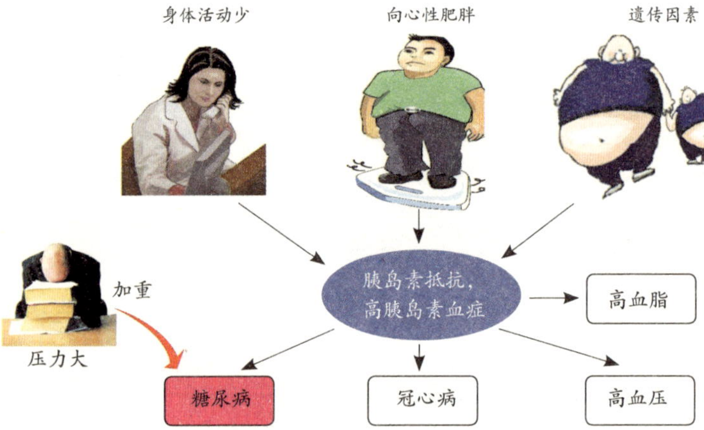

图1-5　2型糖尿病的诱因

缺乏常规运动，也可以直接或通过体重增加促进胰岛素抵抗的发生。

还有研究表明，肌肉萎缩的人更容易患糖尿病。日本学者对不同年龄层的人进行了肌肉变化情况的调查，发现年龄的增加对人体肌肉的影响特别明显。人到50岁，肌肉含量就开始快速减少，男性大约减少1/3，女性减少约1/2，同时肌肉力量也开始衰退。

另外，现代人生活节奏快、精神压力过大、焦虑、睡眠质量不高、生活没有规律等等，让机体长期处于应激状态的各种因素，均会造成各种应激激素——胰高血糖素、肾上腺素、皮质醇等对抗胰岛素作用的激素升高，导致血糖难以控制，加重糖尿病。

问题6：消瘦的人不会患糖尿病，对吗？

答：不对。

在消瘦的老年人中并不乏糖尿病患者。这是因为有许多人虽然消瘦，但因为饮酒、营养不良（如铬、锌摄入不足）和病毒感染等因素，同样是糖尿病的高发人群。

有些人觉得自己和年轻的时候体重一样，应该没有长胖，殊不知人到一定年龄后，肌肉量就会减少（肌肉萎缩），尽管体重没有变化，但体内脂肪却是增多的。同样，肌肉萎缩的人也更容易患糖尿病。

再者，肥胖的人不明原因的体重减轻很可能正是糖尿病的一个症状。这是因为，许多肥胖的人有胰岛素抵抗，需要分泌更多的胰岛素维持血糖正常，但胰岛细胞长期过度分泌，最终会使其疲惫不堪，当胰岛细胞的功能从分泌旺盛走向分泌枯竭，胰岛素分泌明显减少，不能再将血中的糖送到细胞里供能，造成血糖虽高却不能被细胞利用，这时机体只有分解脂肪来为细胞提供能量，从而造成人的消瘦。

第二节　糖尿病的症状

问题7：古人云“能吃就是福”，我的胃口很好，又没有什么不舒服的，糖尿病也没想象的那么可怕嘛

答：不对。

2型糖尿病患者的好胃口恰恰是一种病态的表现，要知道糖可是细胞的“粮食”呀！糖尿病患者血糖虽高，但因没有“钥匙”或“锁锈”开不了门，糖进不到细胞里，而是从尿中排出体外被浪费掉，细胞得不到应得的能量就会反馈给机体“我的糖呢？怎么还没有送来！”于是机体的生理反应就是多吃一点。

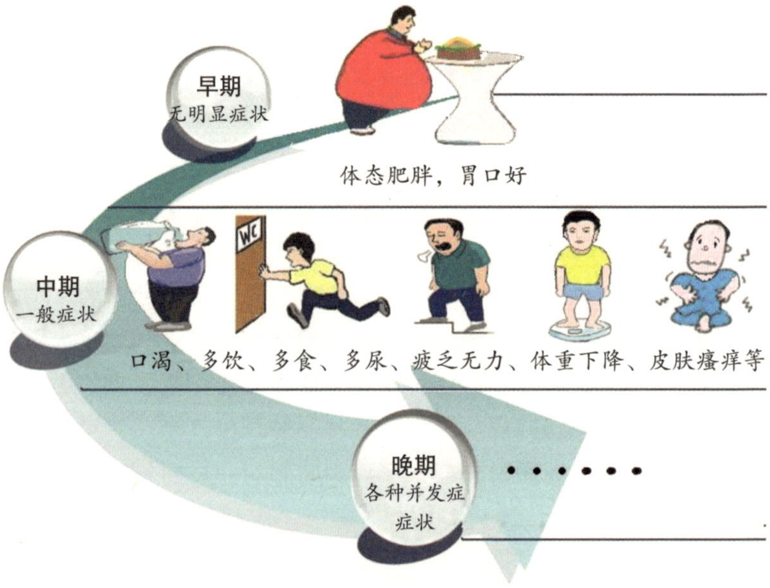

图1-6　2型糖尿病的症状

以上例子反映了大多数2型糖尿病患者的早期状态——没有明显症状，体态丰腴，食欲良好，精神体力一如常人，很多人都是在体检、检查其他疾病或妊娠检查时才发现血糖稍有升高。

血糖进一步升高，除了胃口好，还有口渴多饮、易饥饿、易疲倦、多尿、皮肤或会阴部瘙痒、体重减轻等表现。如果平时较肥胖，不明原因快速瘦了十几斤就要警惕是否得了糖尿病。

2型糖尿病可怕就可怕在早期没有什么明显症状，糖尿病作为一种与不良生活方式密切相关的疾病，改变不健康的生活习惯非常重要。但对大多数人来说，在身体没有任何不舒服的情况下，要长期坚持自己不喜欢的生活方式，的确有难度。但这也往往会造成糖尿病最终发展到不可挽回的地步——各种并发症出现，那时就追悔莫及了！

第三节　糖尿病的危害

2型糖尿病患者的血液带着高浓度的糖和胰岛素，随血管流经全身每一个器官组织，对它们造成损害，可以说糖尿病的危害遍及全身每一个角落，因为它伤害了两种遍及全身每一个角落的组织系统——血管和神经。这也是糖尿病并发症症状如此多样的原因。

一、糖尿病血管病变的危害

糖尿病对大血管、微血管均能造成伤害，有相当一部分新诊断的2型糖尿病患者，在做出临床诊断时已具有微血管和大血管疾病。

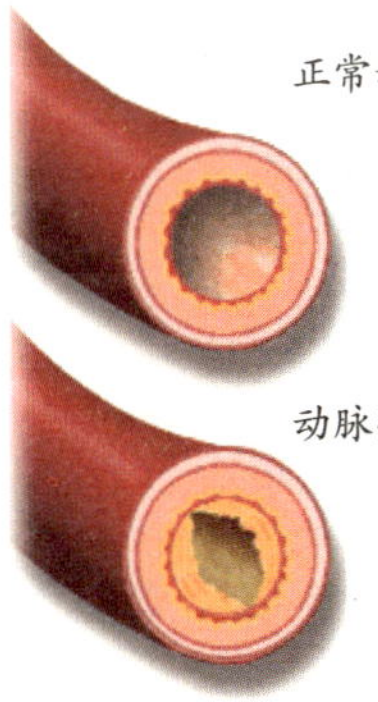

心血管病变在糖尿病患者很常见，即使在没有表现心血管疾病的情况下，内皮功能障碍可能是许多血管相关问题的根本原因。除了传统的危险因素之外，高血糖、高胰岛素血症以及氧化应激，都可以导致内皮损伤，进而导致动脉功能下降，更易发生动脉粥样硬化。

损害的血管就像锈蚀的水管一样，变窄、变脆、硬化、没弹性。

（一）大血管病变的危害

大血管变窄，血流减少，可导致冠心病与脑供血不足。血管壁变脆则容易出现破裂如脑出血。

糖尿病患者由于常常合并高血压和脑动脉粥样硬化两个危险因素，其脑卒中比非糖尿病患者发病率高4～10倍，发病年龄早且严重。

冠心病的发生率男性糖尿病患者是非糖尿病者的2倍，女性则为3倍。大约20%新诊断的2型糖尿病患者可能已经合并有无症状冠心病。

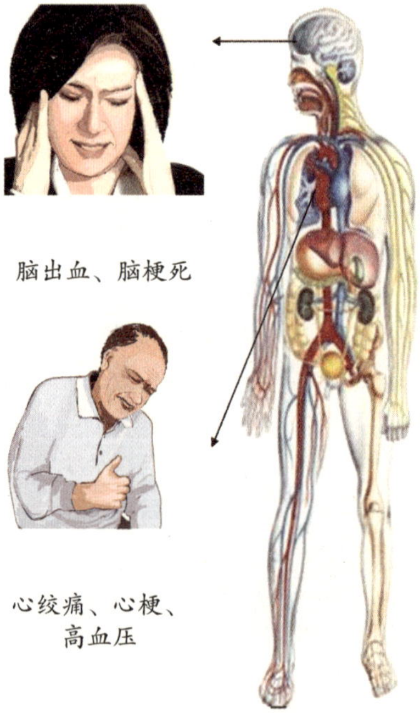

图1-7　大血管病变的危害

（二）微血管病变的危害

糖尿病性微血管病变的共同特点为毛细血管基底膜增厚，并有透明样物质沉积。

微血管病变主要表现在视网膜、肾、神经、心肌组织，其中尤以糖尿病肾病和视网膜病为重要。

糖尿病眼病：为糖尿病视网膜病变，可引起视网膜小血管瘤甚至视网膜剥离，严重的可导致失明。

糖尿病肾病：为毛细血管间肾小球硬化症，是主要的糖尿病微血管病变之一，常见于病史超过10年的患者，是1型糖尿病患者的主要死亡原因。在2型糖尿病中，其严重性次于冠状动脉和脑血管动脉粥样硬化病变。肾小球动脉硬化最终可能导致尿毒症。

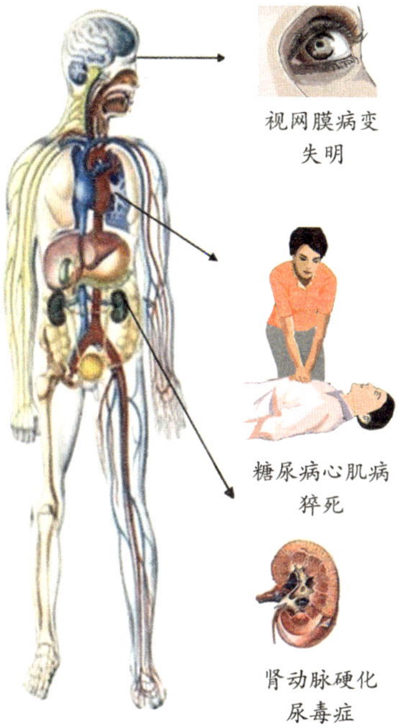

图1–8　微血管病变的危害

有医院统计：在尿毒症病人中，竟然有超过30%的患者是由糖尿病引起的，其中最年轻的患者只有30岁左右。有资料表示，青年期发病的糖尿病患者到50岁时有40%发展为严重的肾病，需要血液透析和肾移植，否则只能面临死亡。

心脏微血管病变和心肌代谢紊乱可引起心肌广泛灶性坏死等损害，称为糖尿病心肌病，可诱发心力衰竭、心律失常、心源性休克和猝死。

（三）血管内“垃圾”增多

血管能到达我们身体的每个组织器官——心、脑、肾、肝等，如果血液中的一些物质明显增多（血糖、血脂、尿酸及其他的代谢废物）会有什么后果呢?

低密度脂蛋白胆固醇（“坏”胆固醇）就像河塘里的淤泥，会沉积在血管壁上，形成动脉粥样硬化斑块，使血管狭窄或堵塞，更可怕的是，这些斑块表面的纤维帽会破裂，造成斑块内容物与血液发生反应，在短时间形成血栓，只要有血管的地方就可能造成阻塞。如使心脏上的大血管(冠状动脉)突然阻塞，可造成病人突然死亡；如使大脑血管阻塞造成脑卒中等。而且血管是营养物质输送的管道，管道的血管变窄，营养物质输送受到阻碍。我们的神经也是由血管提供养分的，营养神经的血管硬化，将加重神经的损害。

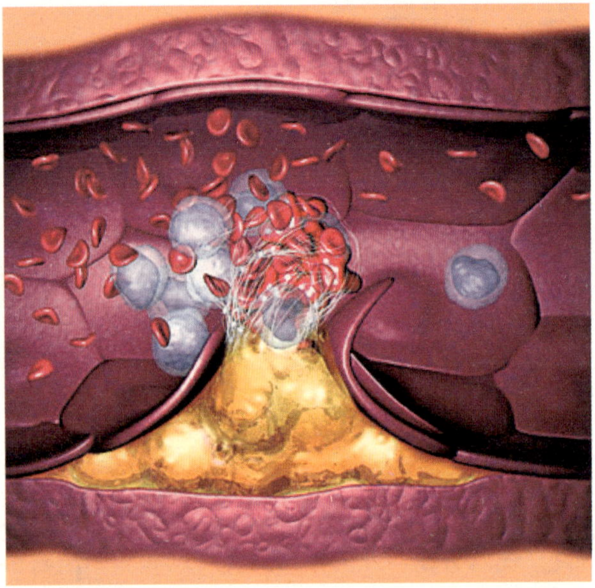

二、糖尿病的神经病变

神经病变是糖尿病最常见、最复杂、最容易被忽视的并发症，可累及全身周围神经系统的任何部分。

神经病变患病率在糖尿病病程为5年、10年、20年后分别可达到30%～40%、60%～70%和90%。糖尿病性神经系统病变，为滋养神经的血管广泛硬化。

中枢神经系统病变能使学习、记忆、认知、情绪甚至精神等高级皮层功能减退。

周围神经系统中的12对颅神经，除嗅、舌下神经外，其余10对神经均可受损，其中最常累及者为视神经、动眼神经及外展神经。

小知识

神经系统

神经系统在人体生命活动中起着主导的调节作用，人体内各器官系统都是在神经系统的直接或间接调控下，互相联系、相互影响、密切配合，实现和维持正常的生命活动，并适应着体内外环境变化的。

神经系统按部位可分为中枢神经系统和周围神经系统。

中枢神经系统包括脑和脊髓；周围神经系统包括与脑相连的12对脑神经和与脊髓相连的31对脊神经。

外周神经系统可分为躯体神经系统和内脏神经系统。

躯体神经系统含有躯体感觉和躯体运动神经，主要分布于皮肤和运动系统(骨、骨连结和骨骼肌)，管理皮肤的感觉和运动器的感觉及运动。

内脏神经系统又称自主神经系统或植物神经系统（包括内脏感觉神经和内脏运动神经），主要分布于内脏、心血管和腺体，管理它们的感觉和运动。

（一）躯体神经病变

1. 感觉神经损伤

周围神经病变会影响四肢，尤其是小腿和双足。高血糖会引起神经毒性，导致神经细胞损伤乃至凋亡，最终导致微血管灌注损伤。如果患者症状表现为神经性疼痛和（或）麻木，并伴有血流不畅，那么其足部损伤和溃疡危险增加。

高达40%的糖尿病患者可能会发生周围神经病变。在美国，截肢(下肢)者中有60%与糖尿病有关。

感觉神经可使机体感觉到内外环境的温度、疼痛、瘙痒、本体位置觉、方向等变化，是机体用以适应外部环境、保护自己的非常重要的一组神经。

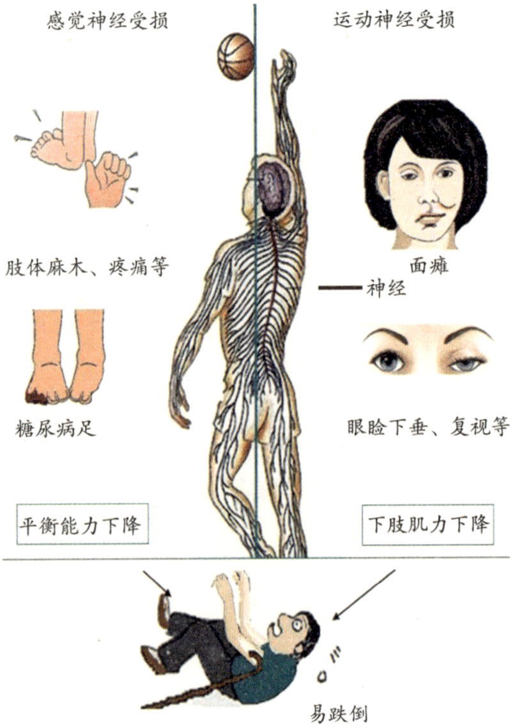

图1–9　糖尿病感觉和运动神经病变

感觉异常时，病人会感觉皮肤某处或肢体异常剧痛，似火烧火烤或刀割一样痛，但实际上皮肤完好无损。

可出现位置觉、震动觉减弱或消失（以深感觉减退为明显），自身调节平衡能力下降，容易跌倒，扭伤。

2. 运动神经损伤

运动神经是支配肌肉引起其收缩舒张，从而引起机体运动的一组神经，运动神经发生病变后由该神经所支配的肌肉会出现萎缩，影响机体的运动功能。

面神经病变时可出现面瘫，动眼神经病变可引起眼睑下垂、复视等。

下肢神经受累、肌力下降使跌倒的风险增加。

（二）植物神经病变

植物神经也称为自主神经，主要分布在全身各内脏器官（心、肺、肝、肾、胃肠道、泌尿道系统等）及皮肤、腺体、血管等处，主管心率、呼吸、维持正常血压、消化、排泄等生理功能。

这组神经受累后临床表现复杂，如汗腺分泌异常、便秘、腹泻、阳痿、心动过速、运动后心率不增加、体位性低血压等，其中最危险的是血管植物神经病变（CAN），约22%的2型糖尿病患者存在这种病变。

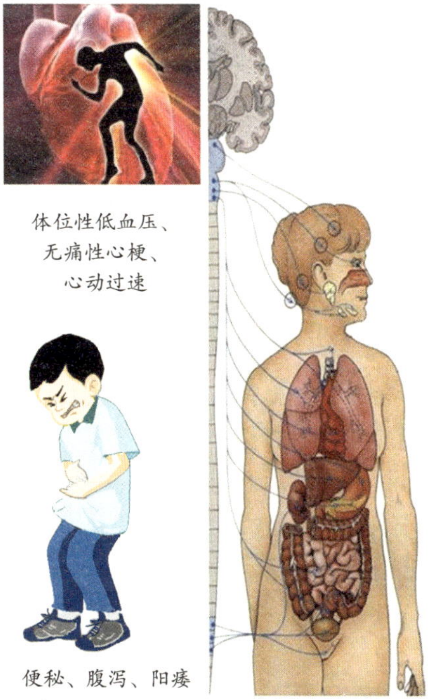

图1-10　糖尿病植物神经病变

糖尿病患者发生心肌梗死时多呈无痛性，其发生率为 30%～42%，很容易因漏诊或误诊不能及时抢救而死亡。

体位性低血压也是植物神经发生病变的一种表现。曾有位糖尿病患者起床时突然晕倒，面色苍白、全身大汗，血压仅70／40mmHg，平时他坐位或躺着测量血压可高达180／110 mmHg。正常人从坐着或躺着起来时，调节大脑血管的神经即刻收缩，保持血压在正常范围，确保大脑的正常血供。糖尿病患者因调节大脑血管的神经没有那么灵敏，血压下降、大脑缺血，病人就会感到头晕、心慌、眼前发黑、耳鸣，甚至摔倒或神志不清。

控制血糖对治疗神经病变是非常重要的，只治疗神经病变，不控制高血糖，就好像救火而不扑灭火源一样无效。积极改善血液循环特别是微循环，提高组织特别是神经细胞的血供及氧供，可促使受损的神经细胞得以修复和再生。

小知识

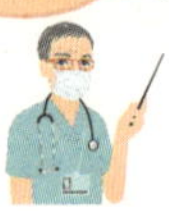

医生无法做到的事情

××集团的老总，做完心脏搭桥术仅10天，就死于心脏病发作。冠脉支架置入术虽然能有效解除心肌缺血，从而减少死亡和心肌梗死的发生，但是只能解决局部血管狭窄问题，却没有办法阻止冠脉粥样硬化的进程，无法阻止全身动脉的再次的阻塞或另一支血管阻塞。

总有一天医学会发达到身体的任何器官都可以移植，而我们也有足够的金钱想换什么都行。什么器官不行了，就对医生说：给我换换肝脏！心脏！肾脏！血液！甚至是大脑……牵涉的只是伦理问题而已。但是即使最高明的医生也不能为你换三样东西——生“锈”的细胞、全身的血管和神经。

说到这里可能很多人会绝望了，医生都没办法，我岂不是没戏啦？

别着急，有一句话说得好——最好的医生是您自己！

科学的运动是一种有治疗作用同时又没有明显副作用的防治手段。

不论生命长与短，只要活得有质量。

第二章 运动为何能防治糖尿病

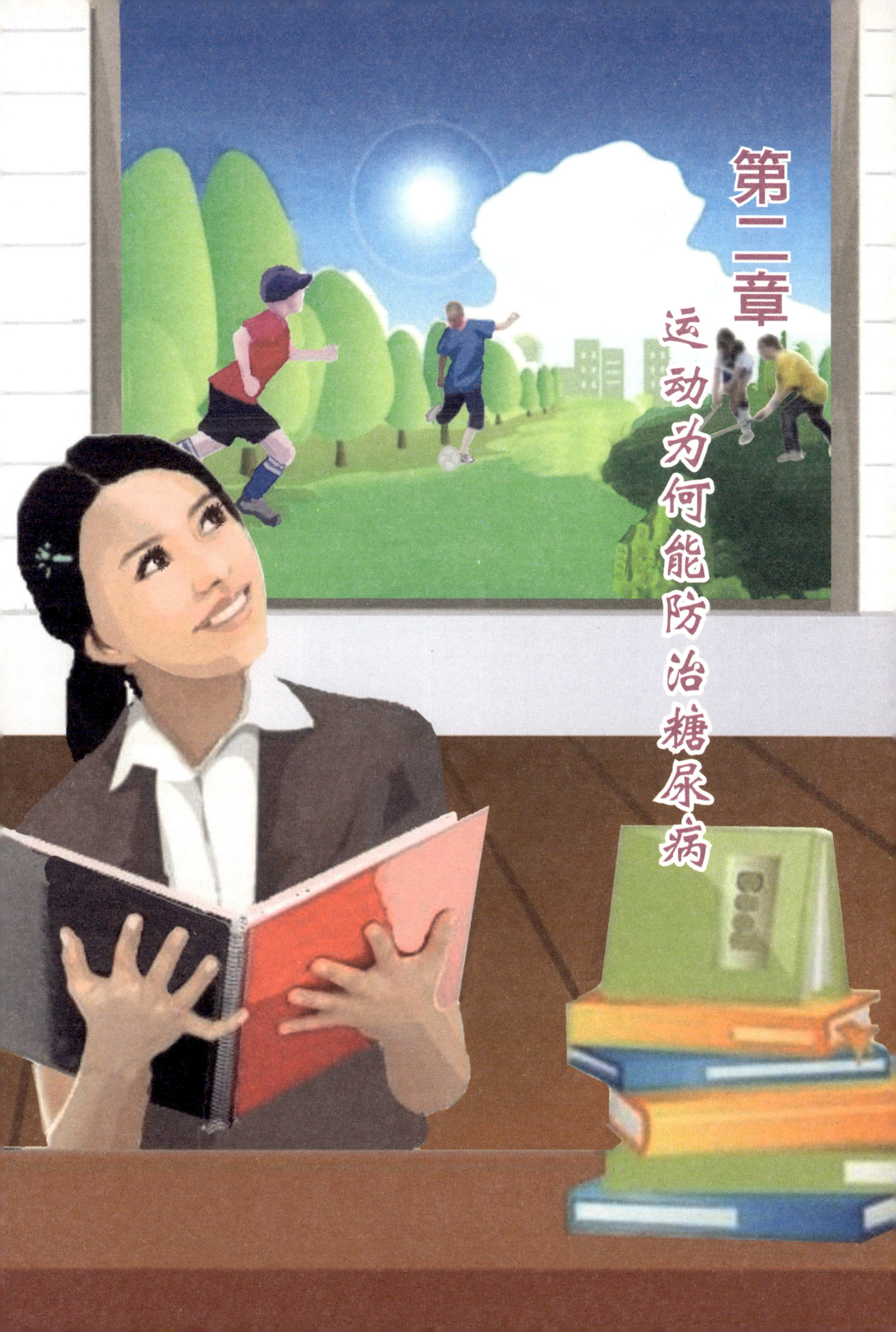

研究表明，摄入碳水化合物后，血中葡萄糖大约有75%不经过肝脏代谢而被外周组织摄取。骨骼肌占体重的30%～40%，是摄取葡萄糖最多的组织，胰岛素依赖的葡萄糖摄取有70%～90%发生在骨骼肌。因此，骨骼肌在葡萄糖代谢的调节过程中起着核心作用。

长期规律运动既除细胞的“锈”，又防止其“生锈”；能让血管更健康、血液更干净；还可以减少高糖对神经的刺激，改善神经的营养。外科医生无法换的三样东西——细胞、血管和神经，你却可以通过科学运动让它们的状况得到明显改善。

第一节　运动具有除“锈”降糖的作用

科学研究显示，运动中的肌肉所消耗的葡萄糖是非运动时肌肉的7~20倍。

在2型糖尿病患者体内，细胞依赖胰岛素刺激的血糖摄取是受损的，但受骨骼肌收缩刺激的血糖摄取并未受损。

一、运动使糖走“后门”直接进入细胞

运动中及运动后的几个小时里，骨骼肌不依赖胰岛素就可以直接摄取血中的葡萄糖，就像细胞上开了一个“后门”，让血中葡萄糖直接进入，这是肌细胞膜对葡萄糖的通透性显著升高及有活性的糖原合成酶增加的缘故。此过程一般持续45～60分钟，最多几个小时。

目前研究认为，运动可通过与胰岛素效应相似的方式将GLUT-4（葡萄糖转运蛋白4）恢复到肌膜上，即使是产生胰岛素抵抗的肌肉在运动的刺激下其葡萄糖的摄取也增加。

二、运动除“锁锈”使门更容易打开

运动后糖进入肌细胞并合成糖原显著增加，这与运动能提高胰岛素敏感性，即除“锁锈”，并促进胰岛素分泌有关。运动还可使GLUT-4浓度升高，这种效应至少维持48小时，一般情况下可维持3天左右。

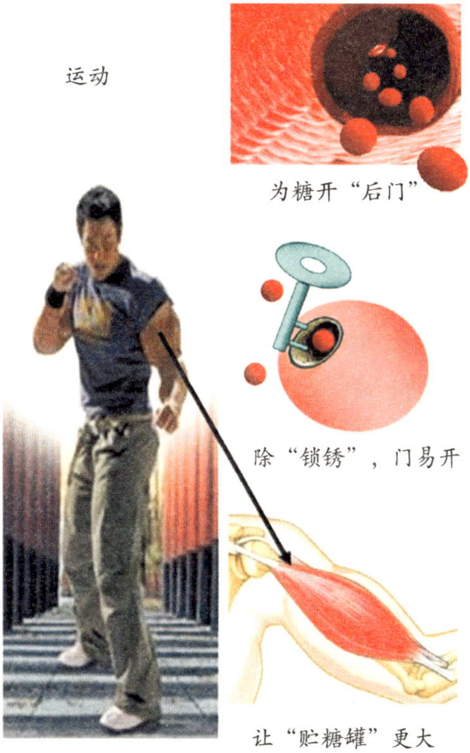

图2-1 运动如何降糖

因此，做运动不能三天打鱼两天晒网，有的病人在安排运动时虽然也是一周三次，却只安排在周五至周日，这样效果自然不是很好。

一些研究表明：①运动可以增加胰岛素受体数目，改善机体利用胰岛素的能力；②运动也可以通过缩小脂肪细胞体积，导致肿瘤坏死因子分泌减少，后者与胰岛素敏感性的增高有关。

三、长期适当运动使您拥有更大的“贮糖罐”

让我们来看一看普通人以糖和脂肪的形式储备能量的情况。

表2-1　人体糖及脂肪贮备表

	重量	能量（千焦耳）	运动时间（分钟）
血糖	10克	160（40千卡）	2
肝糖原	80克	1280（320千卡）	16
肌糖原	400克	6400（1600千卡）	80
脂肪	10.5千克	388500	4856

注：1. 以体重70千克、体脂含量占体重15%的人为准。血糖值包括了细胞外液的葡萄糖含量。

2. 引自：罗纳德.J.莫恩《运动营养学》.

运动能使肌肉体积增大，从而贮备更多的糖原。

据报道，对14名男子进行每周3次共8次的（负杠铃蹲起）力量练习，肌糖原储量增加了66%。长期耐力训练，也可使糖原储量增加1倍。

小知识

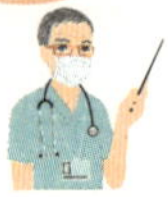

运动治疗糖尿病的效果

研究表明，糖化血红蛋白下降0.9%，就可以显著减少糖尿病的并发症。而运动在体重没有减轻的情况下，可使糖化血红蛋白下降0.66%。因此，运动不通过降低体重就可以改善血糖水平。

还有让使用药物治疗的糖尿病患者增加运动的研究，发现有相当一部分患者减少了用药量或间断停止药物治疗。

我们的患者里也有这样的例子，有位轻型病人坚持每天锻炼和控制饮食，在没有吃一粒药的情况下血糖控制得很好。还有位患者得糖尿病10年，胰岛素注射每天26个单位，两年前开始坚持运动，目前胰岛素量已经降到了每天6个单位。他自己的感受是：如果只控制饮食不运动，稍不注意血糖就会增高，自从规律运动后，每3个月可以减少注射2～4个单位的胰岛素，最重要的是血糖更平稳，不易有大的波动。

四、运动降糖有“累积效应”

运动增加胰岛素敏感性是不是只来自最后一次训练留下的效果？当然不是。

从下图可以看出，进食以后，为了使血糖下降至正常，规律运动者只需要极少的胰岛素就可以了，胰岛素抵抗者需要的胰岛素最多、波动也最大，正常人则介于两者之间。这是因为一把好开的“锁”根本就不需要那么多的“钥匙”（胰岛素）。

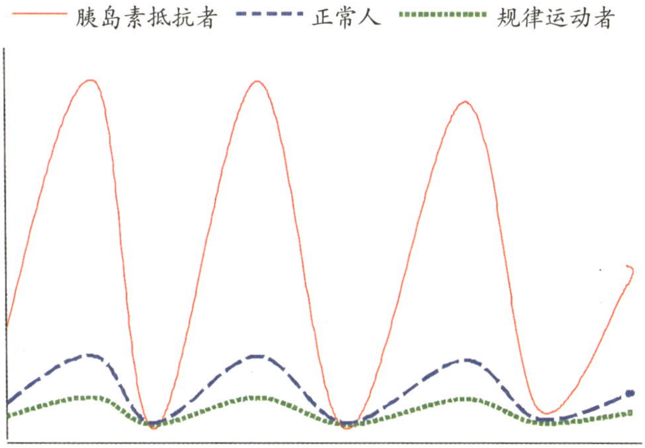

规律的中等强度运动，有利于短期内控制血糖水平，血糖水平的长期控制主要归因于反复运动的累积效应。

第二节 运动具有保护血管的作用

很多人都会听说过这样一句话：糖尿病高血糖并不可怕，可怕就可怕在它的并发症，尤其是血管并发症，而运动具有“保护血管，清除淤积”的作用。

一、运动打响血管保卫战

运动是最好的“血管按摩操”，使肌肉毛细血管无论在数量上还是形态上都发生改变——血管变粗、毛细血管网增多、血管弹性恢复。另外，血管内皮功能障碍可能是许多血管相关问题的根本原因，而研究表明，有氧运动和阻力训练都可以改善血管内皮功能。

来看看健美运动员的血管吧！

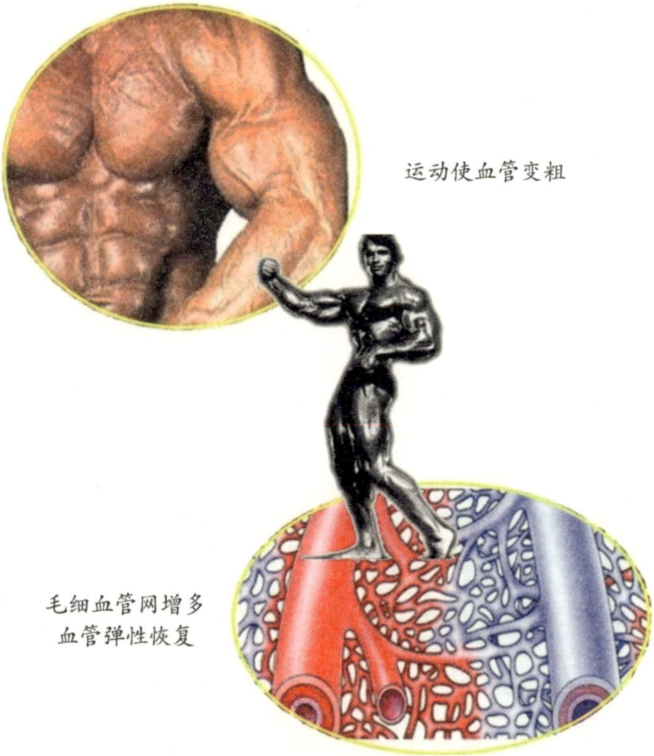

图2-2　运动保护血管的作用

可以说，除了运动没有什么其他办法让血管变得这么粗，让毛细血管数量如此广泛增多。

尽管普通人不可能像健美运动员那样训练，不过有一点毋庸置疑，对糖尿病足患者来说，恰当地进行强化下肢肌肉的运动（足部存在损伤/创口溃疡，应仅限于非负重的身体活动），可以促进下肢的血液循环、促使毛细血管数量增加，改善肢体末梢血液循环，从而达到营养末梢神经和肢体的目的。

二、运动加快血液“垃圾”的清除及营养物质的输送

问题1：大家猜一猜，运动中血流速度最快能增加多少倍？

（1）2倍　　（2）10倍

（3）15倍　　（4）20倍

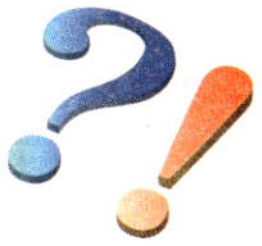

答：20倍。

运动加快血液循环，起到活血化瘀的作用。我们选择中等强度的运动，就可以以很快的速度清除血液中过量的糖、甘油三酯、坏胆固醇等“垃圾”，并以同样的速度为机体供应营养物质和氧。

（一）运动的降血脂作用

小知识

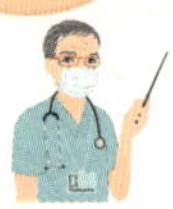

您了解血脂吗？

血液中的脂类物质统称为血脂，包括甘油三酯、胆固醇、磷脂和非游离脂肪酸等，它们在血液中是与不同的蛋白质结合，以脂蛋白的形式存在。血脂是人体中一类重要的物质，具有许多非常重要的功能，但是若超过一定的范围，则易沉积在血管壁上，形成动脉粥样硬化。

胆固醇中有一种叫低密度脂蛋白胆固醇（LDL-CH），是形成斑块、堵塞血管的脂蛋白，是动脉粥样硬化相关的心梗和脑卒中的祸首，因此被称为“坏胆固醇”；而另一种高密度脂蛋白胆固醇（HDL-CH），可以清除动脉壁上的斑块，对抗动脉粥样硬化，进而降低患冠心病、脑卒中、肾病的危险性，所以被称之为“好胆固醇”。有研究表明，好胆固醇每减少1%，冠心病发生的风险将增加2%。

血脂异常是指血中胆固醇（TC）和/或甘油三酯（TG）过高或高密度脂蛋白胆固醇（HDL-CH）过低，俗称高血脂。

大部分胆固醇由人体自身合成，少部分从饮食中获得。甘油三酯则相反，主要从食物中获得。

积极降低低密度脂蛋白胆固醇是对动脉粥样硬化相关的心梗和脑卒中最关键和最根本的预防和治疗。

运动通过刺激脂肪氧化来发挥降脂的作用。体重减轻联合体育运动，可能比单独的有氧运动更有利于血脂水平的改变。运动可加速脂肪代谢，减少“坏胆固醇”，同时增加“好胆固醇”。

人在进食后，血液中丰富的甘油三酯微粒可以促使动脉粥样硬化的形成，运动可降低饮食后出现的高血脂，缩短甘油三酯微粒在血液中存留的时间，在临床上有着长远的重要意义。

研究发现，进行50%～70%最大强度常规有氧运动3个月，可以使空腹血浆甘油三酯水平下降20%，并且能够增加HDL-CH的比例。即使像走路这样的简单运动也能提高HDL-CH水平。如果体重出现下降，HDL-CH水平提高的幅度会更大。

经过耐力训练的人，血浆和肌肉中的脂蛋白脂酶（LPL）活性升高，使得甘油三酯的代谢能力也提高。

（二）运动降低血液黏稠度

血液黏稠度高，会造成血流缓慢，供氧不足，引起嗜睡、精神不振、少气无力症状，易导致心脏病、脑血管病等。

而运动有加快血液循环，降低血液黏稠度的作用。当然，我们一定要注意运动前、中、后补充水分。

总之，良好的血糖控制可以减少大血管病变的病死率，这也是糖尿病患者死亡的主要原因之一。我们知道，高血脂和高血压是2型糖尿病患者大血管疾病死亡率的危险因素，而运动能够有效控制这两个危险因素，因此可以降低大血管疾病病死率。

第三节　运动具有强心健肺的作用

运动强心健肺，从而加快氧气及营养物质的运输。

前面已经提到，运动可以使血流速度增加10～20倍，输送氧气与营养物质的速度也会相应增加。但良好的血液循环离不开良好的心脏泵功能及肺功能。

一、运动对心脏的影响

心脏是人体易衰老的重要器官，心脏的功能正常对其他内脏器官功能有直接的影响。

（一）运动使心脏更强大

长期运动可以使心脏的重量明显增加，在一定范围内心脏重量又与寿命相关。如下表所示：家兔心脏重量2.4g/kg体重，野兔为7.7g/kg体重，是家兔的3.2倍，而野兔寿命则是家兔的3～3.8倍。野狗心脏体重比是家狗的2.2倍，野狗寿命是家狗的2.1倍。运动员的心脏体重比是普通人的两倍多，他们的心脏搏血能力与耐久力远强于普通人。

表2–2　心脏重量与体重比

心脏重量/体重（g/kg）			
家兔	2.4	野兔	7.7
家狗	6.0	野狗	11.5
家马	5.0	跑马	11.0
普通人	4.8	运动员	9.8

引自：赵宗礼《70岁的年龄30岁的心脏》.

（二）运动改善冠状动脉血液循环

冠心病患者可因冠状动脉狭窄或堵塞而发生心绞痛和心肌梗死。研究表明，长期规律锻炼的人其冠状动脉不会因年龄增长而缩窄，保证了心肌足够的血供。运动还可使冠状动脉狭窄患者的心脏侧支循环的生成显著增多。因此，运动使冠状动脉保持良好的血液循环，保证了心肌充足的血供，起到保护心脏、预防各种心血管疾病的作用。

研究表明，参加以运动锻炼为核心的心脏康复，可以使心梗患者再发生心梗和心血管死亡的危险性降低25%。

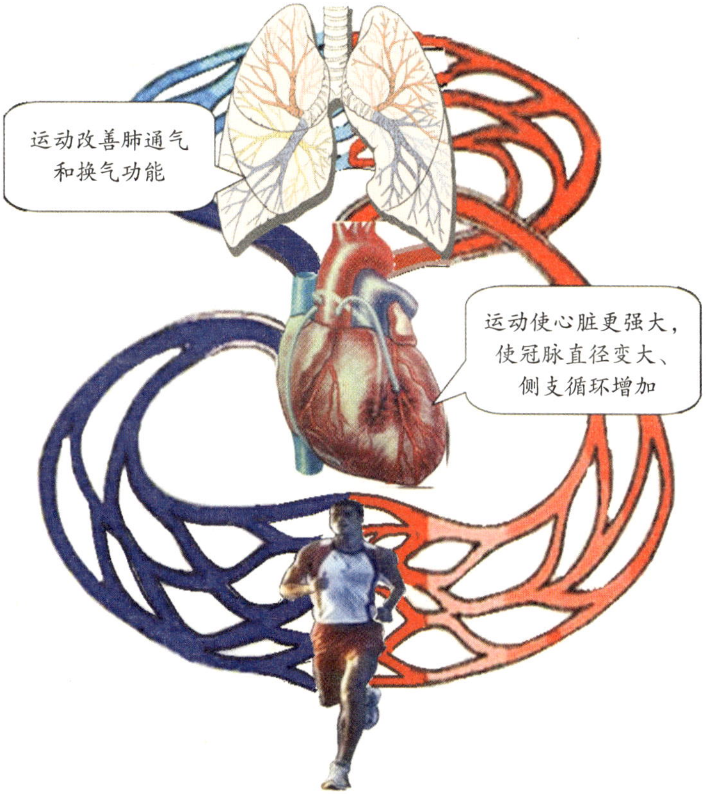

图2-3　运动的强心健肺作用

二、运动对肺功能的影响

运动能增强胸廓的活动幅度和呼吸肌的收缩力，改善肺通气和换气功能，使肺活量增加，增加吸氧能力，提高全身各内脏器官的新陈代谢，预防老年人慢性支气管炎和肺部其他疾病。

运动通过对心脏、肺及全身血管的影响，提高心肺和循环系统在静息状态和运动状态下的效率，提高机体运输氧的能力，增加体力和耐力，起到保护心血管系统健康的作用。

第四节 运动具有减肥的作用

问题2：为什么糖尿病患者减肥这么难？

答：2型糖尿病患者常常伴有肥胖、高血压和高脂血症。2型糖尿病患者有胰岛素抵抗，对于有胰岛素抵抗的人来说，糖如果进不了肌肉细胞利用或供能，就会促使机体分泌更多的胰岛素，胰岛素是一种促进能量储存的激素，它使血糖下降的一个途径是把糖送入细胞供能或贮备，另一个途径就是让糖变成脂肪储存，因此胰岛素激增也就意味着机体的脂肪数量增加，导致肥胖。

肥胖者体内的脂肪细胞会分泌许多激素，如脂联素、抵抗素、瘦素等，这些激素干扰了细胞上的胰岛素受体及一系列反应，降低对胰岛素的敏感性。肥胖者过高的血脂可能沉积于胰岛β细胞，产生脂毒性作用，使胰岛细胞凋亡。

肥胖可以导致并加重胰岛素抵抗，而胰岛素的激增又贮存更多的脂肪，从而形成恶性循环。这也是为什么很多糖尿病患者很难减体重的原因之一。而且血糖下降有多快，变成脂肪的速度就有多快。正常人大约在吃完饭后2～3小时内就可变成脂肪了。

一、运动减少内脏脂肪、减小腰围

肥胖是2型糖尿病的元凶，体重下降对于改善糖代谢非常重要。运动可以促进脂肪消耗，减少体脂含量。更重要的是，运动可以选择性地减少内脏脂肪，减小腰围。

小知识

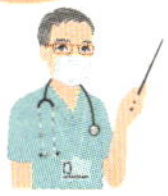

体成分

体成分是指在人体总重量中，不同身体成分的构成比例。体重包括脂肪体重和瘦体重两部分。瘦体重，包括全身的骨骼、肌肉、内脏器官和神经、血管等非脂肪组织的重量。体内脂肪含量通常用体脂百分率（又叫体脂率）表示，即脂肪占体重的百分比。体脂率正常范围：男子15%～20%，女子20%～30%。

判断肥胖程度通常以体重指数（BMI）来衡量，但BMI也不能很好地反映体内脂肪的含量和分布情况。

体重并不是衡量减肥效果的好指标，身体成分的变好更能体现减肥的效果。

（建议去各地的体质检测中心进行体成分测试）

利用运动减肥的人会有这样的体会，体重下降并不明显，但裤带却松了很多。通过运动减少的体重为脂肪，肌肉等瘦体重反而会增加。这是一举两得的事情，过多脂肪是产生胰岛素抵抗的重要原因，是应该减去的成分，而肌肉正是糖尿病患者需要的，肌肉量的增多，可以提高新陈代谢，可以贮备更多的糖。

二、 减体重可以带来哪些好处

- 促进脂肪消耗——刺激释放更多的脂肪供运动肌肉消耗。
- 提高运动时和运动后一段时间的热量消耗。

下表为100千克的人每减少10千克体重可能获得的益处。

表2-3 减轻体重可能获得的益处

项目	减轻体重可能获得的益处
病死率	总病死率降低20%～25% 糖尿病相关的病死率降低30%～40% 肥胖相关肿瘤的病死率降低40%～50%
血压	收缩压/舒张压降低约10mmHg
糖尿病	发生糖尿病的风险降低超过50% 空腹血糖下降30%～50% HbA1c降低15%
血脂	总胆固醇水平降低10% 低密度脂蛋白胆固醇水平降低15% 甘油三酯水平降低30% 高密度脂蛋白胆固醇水平升高8%

引自：迪内希·纳吉英．糖尿病运动指南［M］．李文慧，李乃适，等，译．北京：化学工业出版社，2009.

问题3：糖尿病患者怎样减肥最好？运动、饮食还是药物？

答：最成功的体重控制计划（包括降体重和保持体重），需要运动、饮食和行为方式的联合改变。饮食是控制热量的过多摄入，运动是增加热量的消耗，只有热量的摄入小于热量的消耗，体重才会减轻。

单纯的饮食控制在使体脂减少的同时也使瘦体重下降。有研究表明，每减少75克的脂肪，就会丢失25克的瘦体重，从而导致基础代谢率下降，此时明明已经限制饮食量了，体重却难以再下降，甚至会反弹。

“低热量饮食+合理运动”可以降低体重和脂肪含量，并能防止安静状态下代谢速率的降低，这有助于解决降体重之后如何保持下去这个棘手问题。有报道称，每周7小时的运动，可以使受试者成功保持大幅减重后的效果。

因此，饮食调节+运动疗法对糖尿病人最好！

当然，还有一部分糖尿病患者由于身体原因，单纯的饮食和运动仍不能取得较好的效果，在医生的建议下适当使用药物控制也是可行的。

第五节 运动具有降血压的作用

有研究显示，严格控制血压，使其不超过144/82mmHg，可以显著降低糖尿病相关病死率（32%）、脑卒中（44%）和微血管并发症（37%）的发生率。

常规运动可以降低血压水平约8～10mmHg，这将会显著降低2型糖尿病患者发生心血管疾病的危险。

一项针对年轻人的研究发现，坚持每周5次每次消耗300千卡的运动的年轻人，高血压发生率可下降17%～20%。

一、运动如何降血压

胰岛素不仅是能量代谢的调节激素，还是重要的血压调节因子，原发性高血压与胰岛素抵抗密切相关。运动能改善胰岛素敏感性和降低空腹血浆胰岛素水平，从而使血压下降。

运动可以改善中枢神经系统的调节机能，降低交感神经的兴奋性，提高迷走神经的张力，缓解小动脉痉挛，扩张肌肉血管，改善微循环和新陈代谢。运动还可以提高尿钠的排泄，相对降低血容量，从而降低血压。

适量的有氧运动还能减少精神紧张，延缓高血压的进程。

二、多大的运动强度可以降血压

中等强度的运动可明显降低收缩压和舒张压。力量练习对高血压患者也有一定的降压效果。

第六节 力量练习对糖尿病患者的作用

本节特意将力量练习的作用单独列出来，是为了引起糖尿病患者的注意，因为在日常的健康训练计划中，更多人注重的是有氧运动，而对力量练习认识不足。

大多数2型糖尿病患者是未受过训练的老年人，随着年龄的增加骨骼肌逐渐萎缩，即影响了他们进行一定强度的有氧运动，同时还增加了他们运动中发生运动损伤的风险。

一、肌肉萎缩的危害

肌肉含量减少（肌肉萎缩）对人体有什么影响呢？

有研究表明，肌肉萎缩对葡萄糖的耐受能力降低，更容易患糖尿病。肌肉萎缩还会累及心脏，成为诱发心血管病的诱因，这也是人到中老年易患冠心病的原因之一。

对于一个长期反复与肥胖作斗争的人可能会告诉你："如果光靠少吃东西减肥，结果就是：多年来累积减下来的体重数目惊人，反弹的体重和反弹速度更是惊人！"这与减肥后肌肉含量减少、基础代谢率降低有很大的关系。

此外，腿部肌肉力量下降，走路步幅会变小，上下台阶都会吃力，而且容易跌倒。

再者，肌肉减少后其对关节的保护作用减弱，关节的负担就会加重，容易受伤也易患关节炎。

二、适当力量练习的作用

（一）力量练习能提高对葡萄糖的耐受能力

糖尿病患者的力量练习不仅可以防止肌肉萎缩、增加肌肉重量及减少体脂量，还可以改善胰岛素的敏感性，提高机体对葡萄糖的耐受能力。

研究表明，让年老的未受过训练的2型糖尿病患者进行肌肉力量练习，可能比有氧运动更有效地提高其对葡萄糖的耐受能力。

然而，力量练习可能导致对血管的副效应，因此应采取相应的预防措施，以保证糖尿病运动治疗的安全性。

（二）力量练习对执行低蛋白膳食糖尿病患者有益

一定强度的力量练习能促进蛋白质合成，且与膳食蛋白质摄入无关。

这一点对于一些需要低蛋白膳食的患者防止肌肉萎缩有非常重要的意义，比如说糖尿病尿毒症患者。

有研究表明，力量练习对帮助患有慢性肾衰而必须用低蛋白膳食的病人延缓其疾病的进展有很大的作用。

（三）力量练习能改善肌腱和韧带，防止受伤

力量练习可使肌肉周围以及肌肉内的结缔组织明显增厚，使肌腱和韧带中细胞增殖而变得坚实粗大，从而抗拉断能力增高。

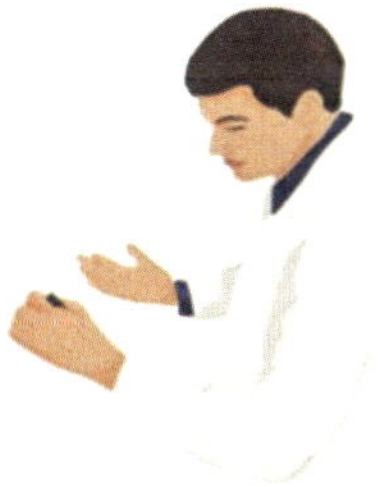

能提高对葡萄糖的耐受力

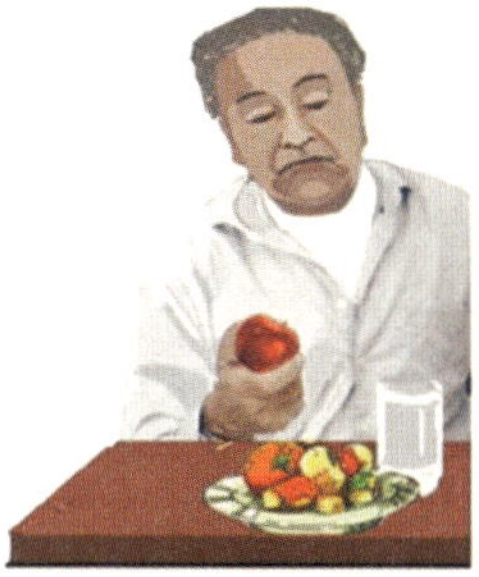

对需低蛋白膳食的患者有益

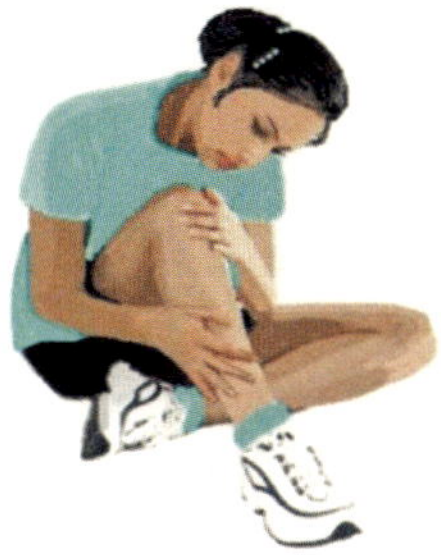

改善肌腱和韧带，防止受伤

图2-4　力量练习的作用

例如，颈、腰椎病很多不是骨的病症，而是骨与骨之间连接的韧带和肌肉无力、没有起到应有的支撑和保护关节的作用而引起的。

通过练习提高下肢肌肉力量可以增加稳定性、平衡能力和协调性，这对年龄较大的人防止跌倒起非常重要的作用。

运动还可以防止因瘦体重减少而造成基础代谢下降。

因此，建议在糖尿病健身处方中适当加入肌肉力量练习的内容。

第七节　运动的其他作用

运动时肌肉有节律的收缩和舒张就像一个泵，能有力地驱使静脉血回流心脏，减少下肢静脉和盆腔瘀血，预防静脉血栓形成。

运动可以调节大脑皮质的兴奋和抑制，改善神经系统的功能，消除脑力劳动的疲劳，预防神经衰弱，缩短入睡时间、改善睡眠。

很多人都有这样的体会，运动出一身汗顿感心情舒畅，自信心也会明显增强。这是因为，运动可以使机体分泌肾上腺素和一种类似于吗啡的物质——内啡肽，它具有镇痛和让人产生欣快感的作用，是天然的抗抑郁药。

运动还可以降低医疗费用。运动与饮食和药物合用可以增加疗效，使血糖更容易达标，减少降糖药物的用量。对于轻型糖尿病或糖尿病前期的患者，运动与饮食的效果更为显著，甚至不用药物也能使血糖正常。长期坚持有效运动良好控制血糖，延缓并发症的发生和发展，可以节约用于治疗糖尿病并发症的巨大开支。

运动增强体质，增加机体的免疫力和抵抗力，减少感冒、肺炎以及其他部位的感染和其他合并症的机会，节约了用于治疗这些合并症的费用。

第三章 和专家一起了解您的身体

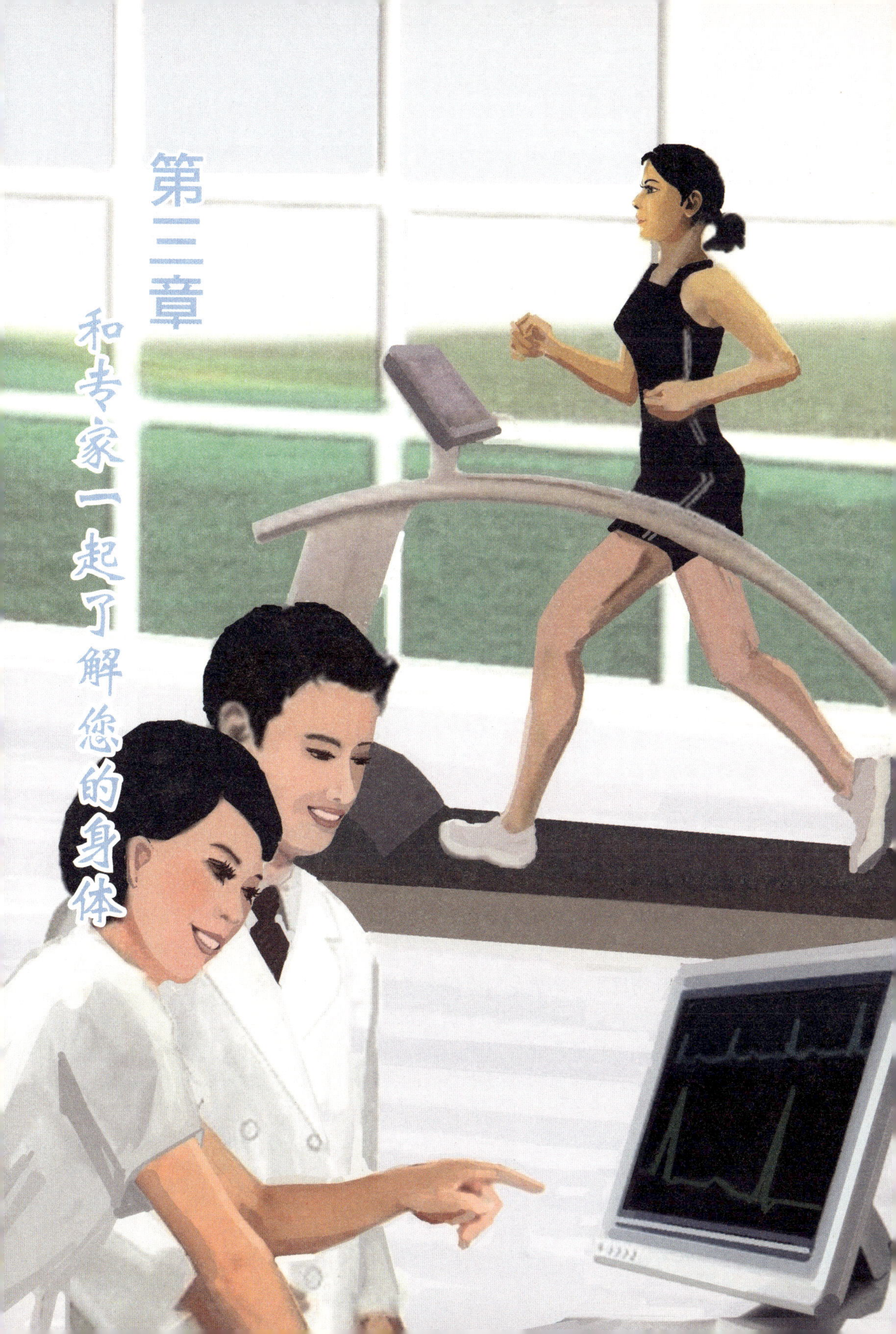

运动锻炼对于糖尿病患者的意义不同于健康人，它是作为一种治疗手段而不仅是保健方式或单纯的娱乐，运动量要比患者日常活动量大，而糖尿病患者多合并血管损伤及神经病变，使其运动风险远大于健康人，因此，运动治疗应在医生指导下进行。应根据自身的病情、体质、健康状况、兴趣爱好及生活习惯等选择个性化的运动处方，并在病情变化时做出适当的调整，以便享受运动带来好处的同时最大限度地减少运动风险。

如果你尚无规律运动的习惯，最好咨询医生，以确保没有较高强度运动的禁忌。

若存在以下情况，则最好在专业医生的指导下，通过较详细的医学检查与体质测评来了解自身的状况，并与医生共同讨论制定适合自己的运动处方：

- 有心血管疾病、肺部疾病或骨关节问题等。
- 平时很少活动，年龄超过35岁，或想直接开始从事较高强度的运动。

第一节　医学检查

医学检查大多由医生来完成，您只需知道医生想了解您身体的哪些方面就可以了。

一、了解病史和日常生活方式

医生会全面详细地了解您以下几个方面的情况：

1. 糖尿病相关疾病病史：血糖控制和用药情况；低血糖和糖尿病酮症酸中毒发作及治疗情况；糖尿病足、糖尿病肾病及眼病等病史；急性心脏事件和冠脉搭桥术等病史及心脏病或猝死的家族史；肥胖、高血压、高脂血症和痛风等病史；吸烟和饮酒史。

2. 既往肌肉骨骼系统受伤史。

3. 患者的日常生活方式及当前的体育活动情况。

为其制定切实可行的运动目标及符合其生活规律的、易于长期执行的运动处方提供依据。

二、进行必要的医学检查

内科医生会有选择地进行以下检查：血糖、糖化血红蛋白、血脂、血黏度、血压、心电图等；眼底检查；肝、肾功能检查；神经生理检查等。

如果患者存在严重的周围神经病变、严重的自主神经病变以及增殖前期糖尿病性视网膜病变或增生性视网膜病变，在进行高强度身体活动之前，应接受详细的评估，内容包括血糖控制情况、身体自身的限制、药物禁忌，以及大血管和微血管并发症。

对于糖尿病患者来说，由于可能存在的植物神经病变或心血管疾病等并发症或者伴发症，使其运动风险远高于普通人群，因此，我们建议根据自己的实际情况选择做心电图运动负荷试验，作为制定运动处方的重要依据。具体情况如下：

问题1：哪些人群应该做心电图运动负荷试验？

答：2型糖尿病患者多合并相关并发症，如心血管疾病、高血压、严重的外周神经病变、严重的自主神经病变、增殖性视网膜病变等，部分患者在运动前有必要进行心电图运动负荷试验，以避免运动不当诱发心血管疾病急性事件或加重并发症的进展。

对于希望进行低强度运动的患者，如散步这种运动，就没有必要在运动前进行负荷试验。对于久坐或老年糖尿病患者，在进行高强度运动(和快走相比)之前，进行心血管疾病风险相关的运动前评估可能有益，因为评估结果会显示某些活动不适合或容易导致损伤。

心电图运动负荷试验适合具有以下一条或多条危险因素的心血管疾病高危人群：

- 年龄＞40岁，无论有无糖尿病以外的心血管疾病高危因素。

• 年龄>30岁，并且糖尿病病程超过10年，或合并高血压、吸烟、血脂异常、增殖性视网膜病变或增殖前期视网膜病变，出现包括微量蛋白尿在内的肾脏病变。

• 年龄不限，出现下列任何一种情况：已知的或怀疑的心血管疾病、脑血管疾病和（或）外周动脉疾病、自身免疫性神经病变、已经出现肾衰竭的终末期肾脏病变。

由骨科或运动医学专科医生检查骨关节系统情况，特别是年龄较大或曾经有过运动损伤或者体位受限的人。主要包括足部检查、膝关节评估及双下肢长度等。因为那些不影响日常生活的身体缺陷在运动时可能会被放大，例如跑步对脚的压力可以比散步增加5～8倍。

运动医学专科医生还会了解您选择了什么运动项目，并能预先告诉您该运动可能带来的远期影响，明确这些影响是防止运动伤害的最好办法。

第二节　体质测评

体质测评，通常由体育科研人员完成。它是针对个人的身体形态、机能和素质三方面进行测试与评价，与一般医疗体检不同，不是为了检查和诊断疾病，而是让受试者清楚、全面地了解自身体质水平，从而在制定运动处方时，能根据个体的体质特点选择运动目标、运动方式和适宜的运动强度。

不同年龄、性别的人群体质测评的指标不同。

成年人及老年人测试的指标主要有：身体形态指标（包括身高、体重、围度等）；机能指标（安静脉搏、血压、肺活量、台阶指数等）；身体素质指标（力量、柔韧性、平衡性、反应能力和协调能力等）。

我们推荐您到专门的体育科研机构完成测试，科研人员将根据测试结果为您评分，测试中心还会为您推荐适当的运动处方。

第三节　自我测评

本节内容我们列出一些简单易行的自我评价问卷或测试，您可以自己测试评价。

一、您是否需要进行医学检查

身体活动前问卷是全美运动医学会推荐的一个问卷调查。用“是”或“否”来回答。凡准备参加中等强度身体活动的人，应通过这个最起码的要求，否则需要进行医学检查。问卷内容如下：

- 医生是否告诉过你，根据你的心脏情况，只能参加医生推荐给你的身体活动。
- 当进行身体活动时，你是否感到过胸部疼痛？
- 在过去的一个月中，不进行身体活动时，你是否感到过胸部疼痛？
- 你有没有过因头晕而失去平衡或曾失去知觉？
- 你有没有因身体活动改变而使骨和关节方面症状加重的问题？
- 医生有没有因为心脏或血压问题给你开了药？
- 你是否知道有其他原因使你不能参加身体活动？

如果其中任一答案为“是”，则需要医生进一步检查和诊断。

二、自测体形

体形与2型糖尿病关系密切，80%~90%的2型糖尿病患者伴有超重或肥胖，而腹型肥胖者更易患糖尿病。

您可以通过自测腰围和体重指数等身体形态指标简单判断自己的体形。

（一）腰围

测试意义：腰围能间接反映人体脂肪分布状态，尤其反映内脏脂肪状态，而内脏脂肪沉积是糖尿病、心脑血管疾病等代谢性疾病的最典型的特点。腰围可以作为判断锻炼效果的一个指标，如通过运动减肥的人，经过一段时间锻炼后腰围减小，即使体重下降不明显，也同样表明运动有效。

测试方法：将带尺从脐上0.5～1厘米处(肥胖者可选择腰部最粗处)水平绕一周的测量值记录以厘米为单位。

评价标准：女性腰围超过80厘米，男性超过85厘米，是中国肥胖工作组针对中国人提出的诊断向心性肥胖的临界值。

（二）体重指数（BMI）

测试意义：体重指数（BMI）是目前国内外常用的衡量人体肥胖程度的指标之一。过高的BMI将使糖尿病、高血压及心血管疾病等风险大幅度提高。过低也不利健康。

通过体重指数您可了解自己体形，是过轻、正常、超重还是肥胖。也可作为监测锻炼效果的指标。

举例：张XX，男，55岁，会计，身高176cm，体重88kg。

测试方法一：公式计算

$$体重指数（BMI）=体重（kg）/身高（m）^2$$

张XX的体重指数BMI =88（kg）/1.76×1.76(m^2）=28.4，查体重指数评价标准表，BMI≥28.0为肥胖。

测试方法二：直接查表3-2体重指数（BMI）自查表

先在横轴查身高176cm，再查纵轴的体重88kg，两者的交叉处为28（表中只取整数），落在红色区域，为肥胖。

评价标准：见表3-1体重指数评价标准表（中国标准）。

表3-1　体重指数评价标准（中国标准）

组别	BMI
过轻	BMI＜18.5
正常	18.5≤BMI＜24
超重	24.0≤BMI＜28.0
肥胖	BMI≥28.0

您还可以直接查表3-2体重指数自查表，根据身高176cm，体重88kg，对应BMI为28，在红色区域内为肥胖。

由于BMI 值没有把年龄、性别或者肌肉重量考虑进去，因此不能很好地表明超重是因为脂肪成分过多还是瘦体重过多。比如脂肪含量低但肌肉发达的运动员，BMI值可以很高，却不是肥胖。一些老年人脂肪含量超标，却因肌肉量的减少，而得到BMI正常的结果。

如果想要了解自身体脂肪含量及分布情况，建议您去各地体质检测中心进行人体体成分测试。

表3-2　体重指数（BMI）自查表

体重(kg) \ 身高(cm)	145	147	149	153	155	158	160	163	165	168	170	173	176	178	181	183	186	188	191	193
40	20	19	18	17	17	16	16	15	15	14	14	13	13	13	12	12	11	11	11	11
42	20	19	19	18	17	17	16	16	15	15	15	14	14	13	13	13	12	12	12	11
44	21	20	20	19	18	18	17	17	16	16	15	15	14	14	13	13	13	12	12	12
46	22	21	21	20	19	18	18	17	17	16	16	15	15	15	14	14	13	13	13	12
48	23	22	22	21	20	19	19	18	18	17	17	16	15	15	15	14	14	14	13	13
50	24	23	23	21	21	20	20	19	18	18	17	17	16	16	15	15	14	14	14	13
52	25	24	23	22	22	21	20	20	19	18	18	17	17	16	16	16	15	15	14	14
54	26	25	24	23	22	22	21	20	20	19	19	18	17	17	16	16	15	15	15	14
57	27	26	26	24	24	23	22	21	21	20	20	19	18	18	17	17	16	16	16	15
59	28	27	27	25	25	24	23	22	22	21	20	20	19	19	18	18	17	17	16	16
61	29	28	27	26	25	24	24	23	22	22	21	20	20	19	19	18	17	17	17	16
63	30	30	28	27	26	25	25	24	23	22	22	21	20	20	19	19	18	18	17	17
65	31	30	29	28	27	26	25	24	24	23	22	22	21	21	20	19	19	18	18	17
66	31	31	30	28	27	26	26	25	24	23	23	22	21	21	20	20	19	19	18	18
68	32	31	31	29	28	27	27	26	25	24	24	23	22	21	21	20	19	19	19	18
70	33	32	32	30	29	28	27	26	26	25	24	23	23	22	21	21	20	20	19	19
72	34	33	32	31	30	29	28	27	26	26	25	24	23	23	22	21	21	20	20	19
73	35	34	33	31	30	29	29	27	27	26	25	24	24	23	22	22	21	21	20	20
75	36	35	34	34	31	30	29	28	28	27	26	25	24	24	23	22	21	21	21	20
77	37	36	35	33	32	31	30	29	28	27	27	26	25	24	24	23	22	22	21	21
79	38	37	36	34	33	32	31	30	29	28	27	26	26	25	24	24	23	22	22	21
82	39	38	37	35	34	33	32	31	30	29	28	27	26	26	25	24	23	23	22	22
84	40	39	38	36	35	34	33	32	31	30	29	28	27	27	26	25	24	24	23	23
86	41	40	39	37	36	34	34	32	32	30	30	29	28	27	26	26	25	24	24	23
88	42	41	40	38	37	35	34	33	32	31	30	29	28	28	27	26	25	25	24	24
91	43	42	41	39	38	36	36	34	33	32	31	30	29	29	28	27	26	26	25	24
93	44	43	42	40	39	37	36	35	34	33	32	31	30	29	28	28	27	26	25	25
95	45	44	43	41	40	38	37	36	35	34	33	32	31	30	29	28	27	27	26	26
98	47	45	44	42	41	39	38	37	36	35	34	33	32	31	30	39	28	28	27	26
100	48	46	45	43	42	40	39	38	37	35	35	33	32	32	31	30	29	28	27	27
102	49	47	46	44	42	41	40	38	37	36	35	34	33	32	31	30	29	29	28	27
104	49	48	47	44	43	42	41	39	38	37	36	35	34	33	32	31	30	29	29	28
107	51	50	48	46	45	43	42	40	39	38	37	36	35	34	33	32	31	30	29	29
109	52	50	49	47	45	44	43	41	40	39	38	36	35	34	33	33	31	31	30	29
111	53	51	50	47	46	44	43	42	41	39	38	37	36	35	34	33	32	31	30	30
113	54	52	51	48	47	45	44	43	42	40	39	38	36	36	34	34	32	32	31	30

注：横轴为身高（cm），纵轴为标准体重（kg），纵、横两轴交叉处即为体重指数。白色部分为正常体重，黄色为超重，红色为肥胖，绿色为低体重。

引自：陈青云，等. 合理饮食轻松降血糖.［M］.南宁：广西人民出版社，2009.

三、自测柔韧性

测试意义：柔韧性是一项非常重要的身体素质指标，但并未引起人们足够的重视。良好的柔韧性可以让我们在运动中避免运动伤害，在日常生活中保持动作协调，还可以减少腰背部不适。

以下有一些简单的动作来帮助您测试柔韧性。

注意事项：做这些动作时，坚持到有轻度不适感，但不要出现疼痛，注意轻便舒适着装。

（一）下背部柔韧性自测

测试方法：平卧，将双膝拉向胸部。

评价标准：膝盖应该碰到胸部（见图3–1下背部）。

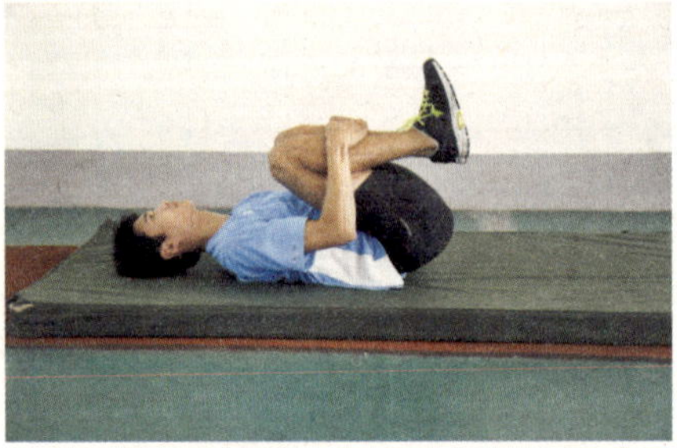

图3–1　下背部

（二）大腿后部柔韧性自测

测试方法：平卧，一只腿抬起，另一只腿紧贴地面，膝盖不要弯曲。

评价标准：抬起的腿应超过90°（见图3-2大腿后部）。

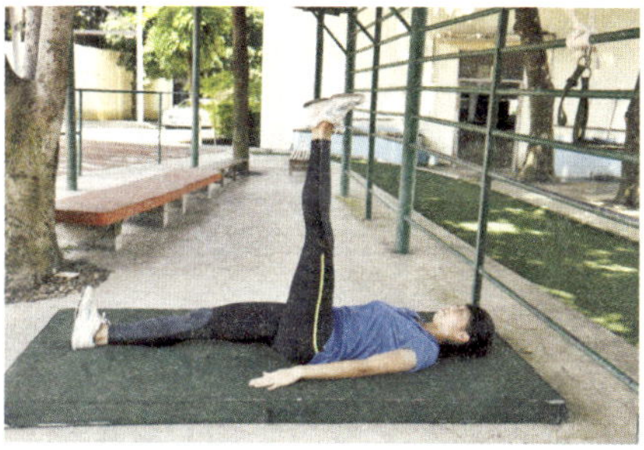

图3-2　大腿后部

（三）大腿前部柔韧性自测

测试方法：俯卧，双腿并拢，轻轻地将一只腿的脚跟向臀部靠近。换另一只腿重复。

评价标准：脚跟应该轻松碰到臀部（见图3-3大腿前部）。

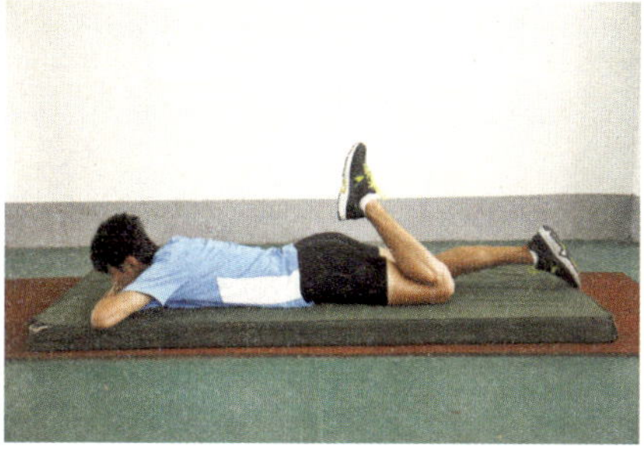

图3-3　大腿前部

（四）肩部柔韧性自测

测试方法：站立，一只手向后下方去碰对侧肩胛骨。另一侧重复。
评价标准：手可以碰到肩胛骨的下部（见图3-4肩部）。

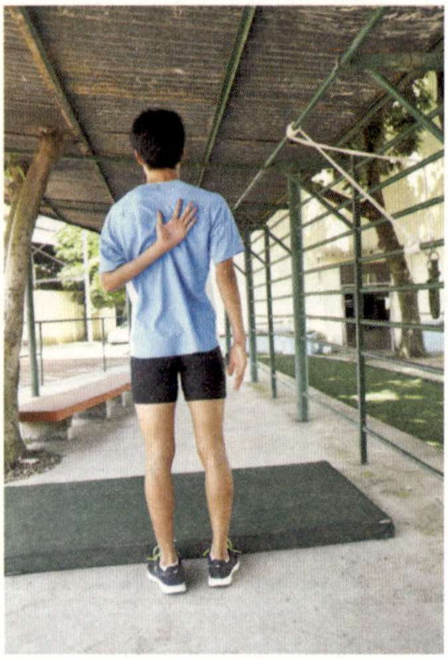

图3-4　肩部

四、自测平衡能力

测试意义：平衡能力是人体主要的身体素质之一。具备良好的平衡能力可以较好地预防跌倒及降低运动损伤的发生率。可以通过单腿站立测试来反映人体平衡能力。

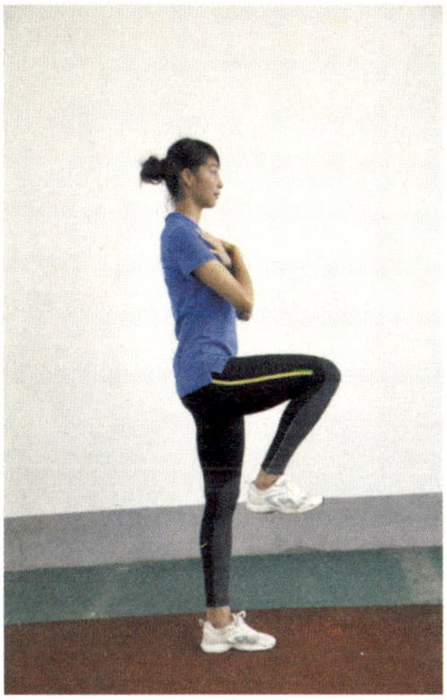

图3-5　单腿站立测试

锻炼后平衡能力改善即反映老年人体质状况的改善，也对预防老年人摔倒具有非常重要的意义。

测试方法：单腿站立，双臂在胸前交叉，双手搭在对侧肩上，注意两条腿不要碰在一起（见图3-5单腿站立测试）。记录时间。

评价标准：见表3-3。

表3-3　平衡能力评价表

评价	动作	定性
优于正常	单腿站立1分钟	踝关节维持平衡1分钟，或闭眼15秒，未失去平衡
正常	单腿站立1分钟	仅用踝关节维持平衡45秒以上
轻度异常	单腿站立1分钟	除了用踝关节外,不得不用膝、髋关节和上身维持平衡一段时间。
异常	单腿站立1分钟（有时用另一只脚）	无法仅用踝关节维持平衡，必须用膝、髋关节和上身维持平衡
严重异常	只能用单腿站立短时间	

五、自测核心力量

测试意义：核心力量是指附着在人体核心部位的肌肉和韧带，在神经支配下收缩所产生的力量。核心部位是以腰椎-骨盆-髋关节为主体，包括附着在它们周围的肌肉、肌腱及韧带系统。人体任何动作的产生都离不开核心部位的稳定。核心力量薄弱是导致人体运动损伤的重要原因，而良好的核心力量能降低日常活动及运动中受伤的风险、预防腰背痛的发生。

可以通过腹桥测试来反应核心力量的强弱。

测试方法：双手前臂撑地呈俯卧撑姿势，记录维持时间（见图3-6 腹桥测试姿势）。

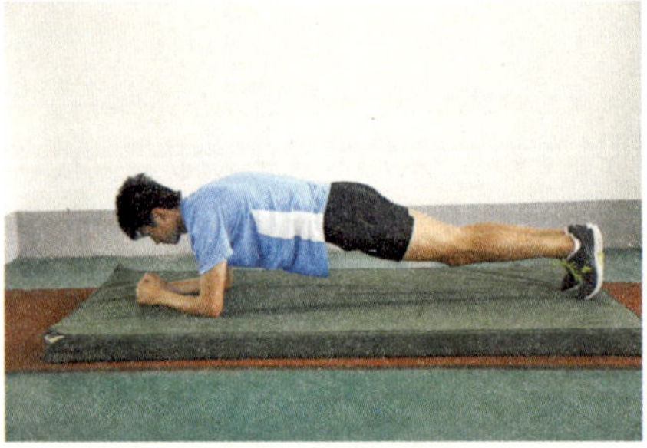

图3-6　腹桥测试姿势

评价标准：普通人维持60秒钟为合格。对于年龄较大且核心力量薄弱的人群，我们推荐在锻炼前后进行自身比较来评价训练效果，比如之前的腹桥动作只能做10秒钟，经过练习后可以做到30秒甚至更长等。

注意事项：“腹桥”的动作可以作为核心力量训练动作，我们推荐循序渐进的练习，在测试或练习过程中若出现疼痛请立即停止运动。

六、自测反应时

反应时指刺激作用于机体后到明显的反应开始时所需要的时间，是身体的素质指标之一，能体现人的智力和反应能力。

测试方法：测试者拿一张纸置于受试者的拇指和食指之间（指间距小于2.5厘米），手的上缘与纸的距离为手掌宽度。当测试者松手时，受试者迅速将纸捏住（见图3–10自测反应时）。

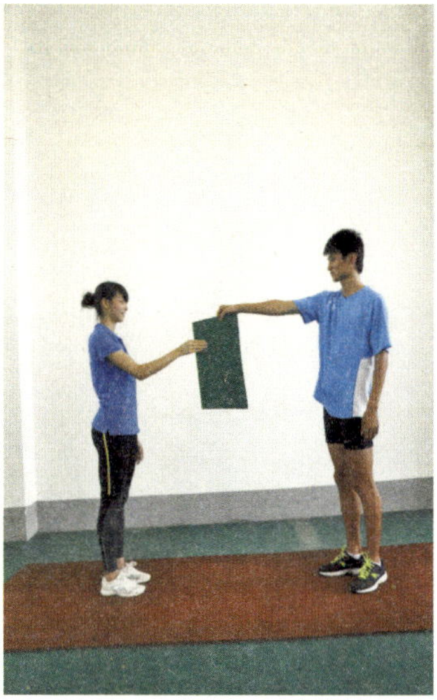

图3–10　自测反应时

注意事项：手不能随纸移动。

评价标准：纸不落下为合格。

七、自测协调性

协调性是指人体产生平滑、准确、有控制的运动的能力和质量，应包括按照一定的方向和节奏，采用适当的力量和速度，达到准确的目标等几个方面，反映中枢神经系统的功能。协调性是身体的基本素质指标之一，老年人反应迟钝，协调能力差，可以直接影响他们的基本生活自理能力。协调性测试方法非常多，本节只介绍其中之一。

测试方法：用形状大小和质量类似于网球的健身球，在两手之间来回抛接，保持手掌张开、掌心向上（见图3–11自测协调性）。

评价标准：完成6次（每只手3次）。

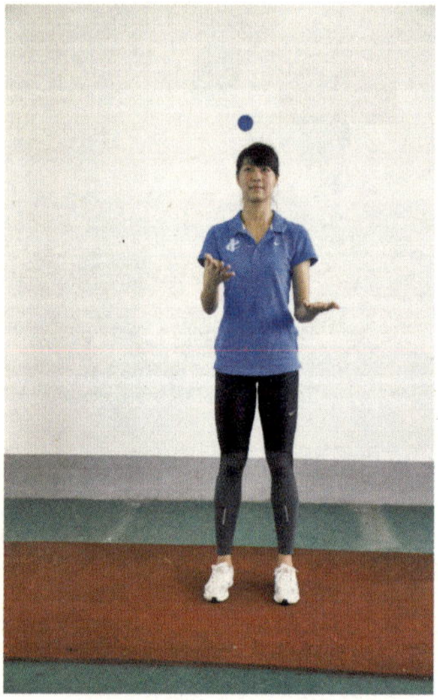

图3–11　自测协调性

八、骨关节系统自我检查

测试意义：由于糖尿病患者的运动是一种防治手段，因此长期规律并达到一定运动量的运动是必须的。然而，有骨关节问题的人在运动中更容易损伤，因此，如果您有以下情况最好能咨询运动医生或骨科医生的意见：以前有过肌肉、关节或骨骼损伤；目前有骨关节的疼痛或者关节炎；有体位受限；有足内外翻或扁平足等。

通过以下两个简单方法，您可以检查自己是否存在足部畸形。

（一）鞋底磨损情况的检查

看一看你的旧鞋子的鞋底内外侧被磨损的程度，如内侧或者外侧磨损严重表明您需要一双合脚的鞋子或鞋垫来帮助纠正这些问题。（可以咨询您的骨科医生）

（二）足弓检查

测试方法：准备一盆水和一张报纸，将双脚在水里浸湿后，踩在报纸上，就能显示您的足印。根据足印的形状判断您的足弓是否正常。

评价标准：见图3-12足弓评价标准。高足弓和扁平足（尤其是中度以上的扁平足）均易引起运动损伤，如何治疗请咨询骨科医生。

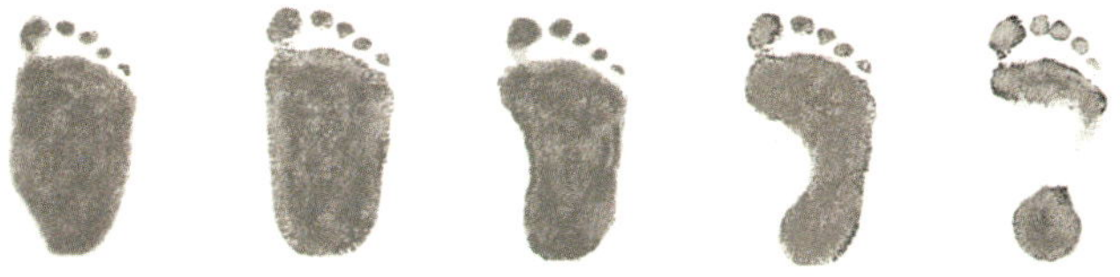

图3-12　足弓评价标准

九、自测心率

测试意义：心率是评价身体机能的重要指标。运动时心率的快慢与运动强度有关。强度越大，心率越快；运动后心率的恢复速度和程度，可衡量运动负荷的适应水平或身体机能状况。相同运动负荷后，心率恢复加快，提示对运动负荷适应或机能状况良好；基础心率是清晨起床前空腹卧位心率，基础心率较为稳定。如果基础心率突然加快或减慢，提示有过度疲劳或疾病的存在。

运动心率以心率监测表（如Polar心率表）监测的数据最准确，可以通过计算机软件分析整个运动过程心率的变化情况。

测量脉搏可以较准确地反映心率的变化。测量脉搏最常见的位置是手腕（桡动脉）、颈部（颈动脉）。运动时测量手腕处的脉搏最方便。

测试方法：

• 桡动脉：将一只手的手腕（掌心向上）放在另一只手的手掌中，下面一只手的手指绕在上面的手腕上，指尖落在桡骨和屈肌肌腱中间，就可以触到桡动脉的脉搏了。（见图3–13测桡动脉）

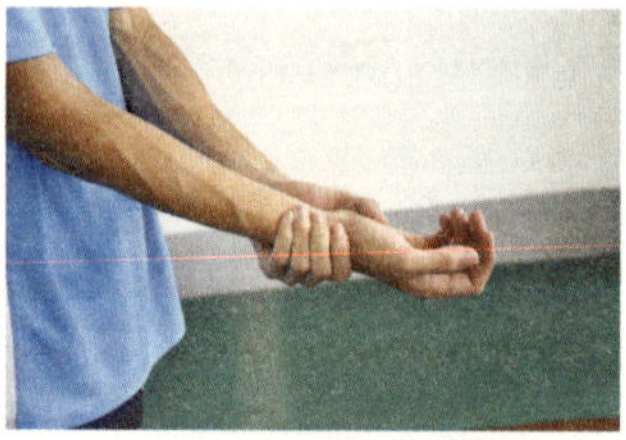

图3–13　测桡动脉

• 颈动脉：如果不容易找到桡动脉，那就换另一个位置试试。要寻找颈动脉，应轻压并且不能按压颈部侧面。因为迷走神经在颈动脉附近，受刺激后会使心率降低导致测量不准。（图3–14测颈动脉）

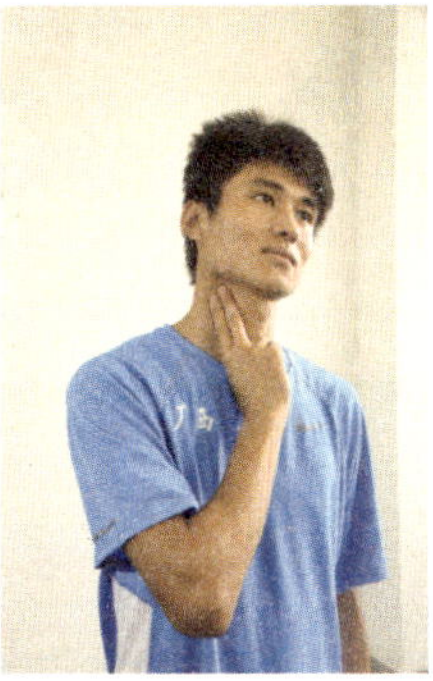

图3–14　测颈动脉

注意：使用第二或三只手指的指腹轻压，以感觉到颈动脉的搏动。不要使用大拇指，因为它有自己的搏动会影响实际脉搏计数。放松运动后5秒之内找到搏动，立即计数10秒。把计数乘以6即得到1分钟的脉搏。

评价标准：常用心率、安静心率、运动时心率和运动后心率。

注意事项：对于心率失常者、糖尿病自主神经功能受损、妊娠妇女或服用控制心率药物的人群不能用此评价标准。

第四章 如何选择适合自己的健身处方

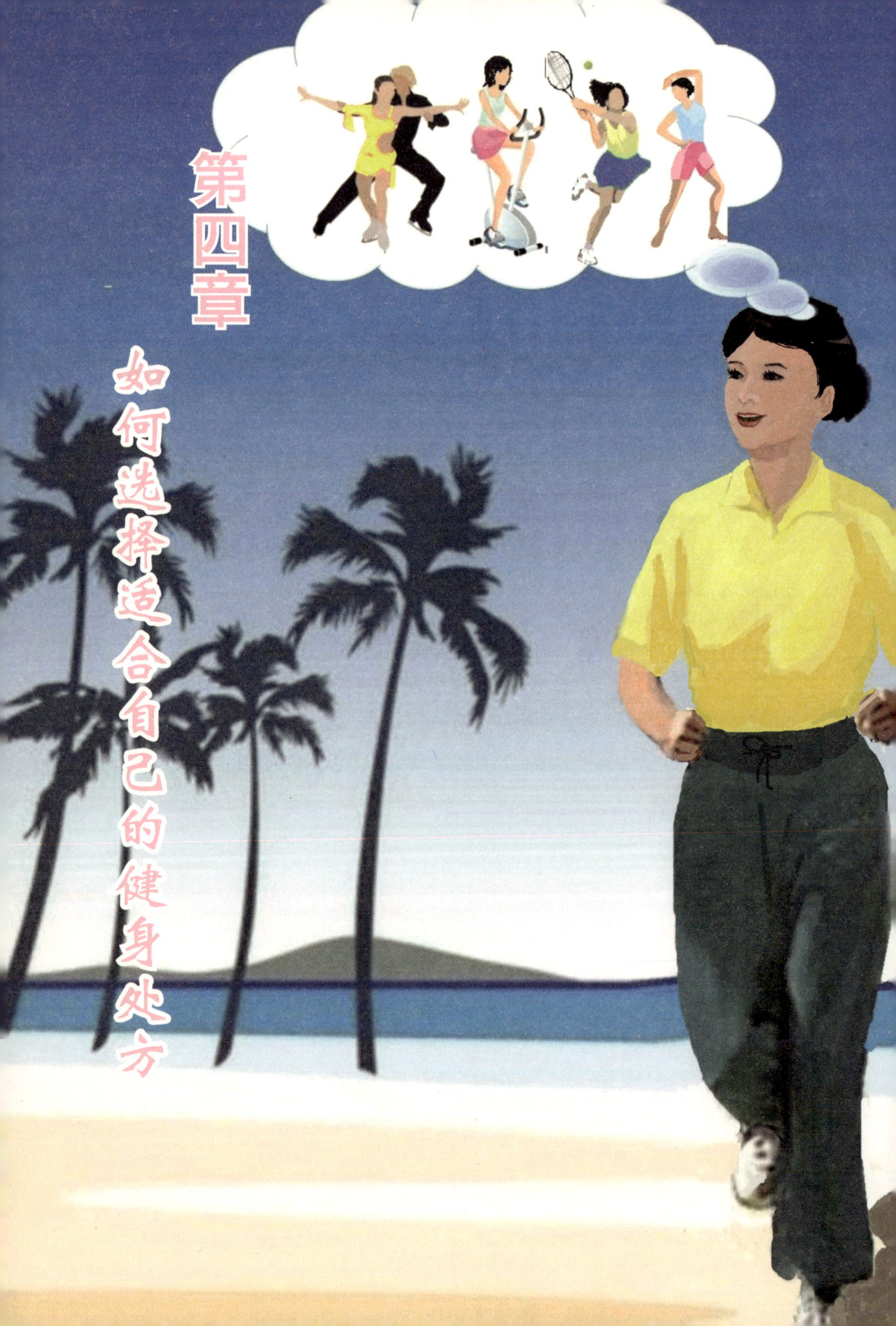

第一节　运动的相关知识

一、健身计划的组成

健身计划应该包括：运动方式、运动强度、运动持续时间、运动频率及注意事项等。

二、适合糖尿病人群的运动

为了保证降糖效果，我们推荐糖尿病患者在能力许可的情况下选择全面、均衡的运动，最好包括有氧运动、力量练习、柔韧性练习和平衡能力练习等四种类型的运动。有氧运动应该是全身性的，能调动大肌肉群的持续、中等及以下强度的周期性运动，再辅以适当的小强度的力量及一定的柔韧性和平衡能力练习。

问题1：为什么推荐全身性运动？

答：研究显示，单独一条腿的练习不能改善整个机体的胰岛素敏感性。还有研究显示，在同一个人的体内，训练过的肌肉比未经训练的肌肉葡萄糖转运蛋白4含量高，同时有较高胰岛素刺激的葡萄糖摄取能力。

这些都表明运动除“锈”、促进肌肉对葡萄糖摄取的机理是局部性的，不是全身性的。也就是说，只有运动到的肌肉对糖的摄取增加，不运动的肌肉则没有这一作用。

因此活动的时候不管选择了哪种运动方式，都要尽量展开手臂、迈开大步、伸展躯干，让更多的肌肉帮您消耗糖。

问题2：消瘦的2型糖尿病患者要不要运动？

答：要。

糖尿病患者消瘦的原因是因为细胞上的“锁”生锈了（胰岛素抵抗），或缺乏“钥匙”（胰岛素分泌减少）无法开门，因此糖难以进入细胞为机体供能，而是随尿排出体外了，细胞只有分解脂肪获取能量，从而造成消瘦。因此消瘦并不是因为能量消耗多造成的，而是糖浪费过多引起的。也就是说，吃再多的糖也没有用，吃得越多，在血中堆积越多，浪费也越多。

运动却可以使细胞打开门，让更多的糖进入细胞供能，同时血糖下降，细胞不缺乏能量，自然可以少分解脂肪，而运动特别是力量练习可以增加消瘦者的肌肉，使肌肉更加结实，从而增加糖的储备容量，血糖更容易下降。当然，在运动治疗过程中，运动要与饮食和药物治疗相互协调。

第二节　健身处方介绍

一、有氧运动处方

（一）选择何种运动方式

有氧运动方式有步行、跑步、骑自行车、游泳、划船、滑雪、球类、登山、跳绳、有氧操、广播体操等；中国的传统健身运动——太极拳、八段锦、扭秧歌等及新兴的运动——太极柔力球等都是非常好的有氧运动。

您可根据自己的病情、年龄、身体素质、兴趣爱好、场地和气候条件等加以选择。

选择的运动应该是安全的、可行的，最重要的是有趣。最好能选择几项运动，既能防止一种运动的枯燥，还能活动更多的身体部位。随着健康水平的改善，不要害怕选择新的运动。

（二）选择多大运动强度

运动强度是决定运动有效性的主要因素。对新手来说可以了解自己在推荐的强度下能运动多久；对规律锻炼者来说可以评价自己的心肺功能是否增强；还可以帮助你调整运动强度（提高或降低）。

1. 适合糖尿病人群的运动强度

推荐2型糖尿病人群的有氧运动强度至少应在中等强度，这一运动强度能有效改善糖代谢和心血管功能。常采用最大心率的55%～69%作为靶心率（相当于40%～60%的最大摄氧量）。体质好、身体机能水平较高的2型糖尿病患者还可以采用最大心率的65%～85%作为靶心率，这一强度还能达到增强体能的作用。

对于有心血管疾病的病人，运动中以不使收缩压超过180～200mmHg为宜。

2. 评价运动强度的指标

评价运动强度常用的指标有最大摄氧量百分数、靶心率、主观体力感觉。有条件者可考虑使用代谢当量来计算运动强度。

小知识

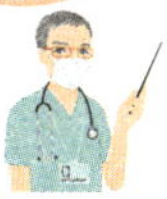

代谢当量(MET)和靶心率（THR）

活动强度可以用代谢当量(MET)和靶心率（THR）来评价。

①代谢当量(MET)，音译为梅脱，是指运动时代谢率对安静时代谢率的倍数。对于进行了运动负荷试验的锻炼者，运动强度可以用代谢当量来表示。1 MET是指每千克体重，从事1分钟活动消耗3.5ml的氧，其活动强度称为1 MET(1 MET=3.5ml O_2/kg.min）。1 MET的活动强度相当于健康成人坐位安静代谢的水平。适合糖尿病患者的运动应达到3～6 MET。

②靶心率（THR），是指锻炼者在进行运动健身时应该达到和保持的心率，也称为目标心率，其值是一个范围，包括运动健身时应达到的最低心率（最低强度）和不宜超过的最高心率（最高强度）。

3. 如何监测运动强度

这里我们主要介绍简易的自我监测方法，包括靶心率计算、主观用力感觉等级以及说话测试法。

方法一：通过公式计算获得靶心率

预期最大心率 = 220 – 年龄
靶心率（目标心率）= 预期最大心率 ×（55% ~ 69%）

例如：2型糖尿病患者王XX，男，60岁，无运动习惯，选择中等强度有氧运动，患者以最大心率的（55% ~ 69%）作为运动健身时的靶心率，计算如下：

靶心率 =（220–60）×（55% ~ 69%）= 88 ~ 110.4次/分。

对于无运动习惯的王 × × 来说，为安全起见，训练须从低强度开始。靶心率从最大心率的55%，即88次/分开始，如运动后情况良好，可逐渐增加至110次/分，以身体能耐受、无不良反应，达到锻炼目的为度。

方法二：主观用力感觉等级（RPE）

运动时自我体力感觉是判断运动性疲劳的重要依据。

主观用力感觉等级表对新手是一种有效的主观测试法，可以帮助他们体验在目标心率区内运动的身体感觉。对无法使用心率测定法的人群，如心律失常者、糖尿病自主神经功能受损、妊娠或服用控制心率药物的人群，也是个好办法。

主观用力感觉等级表将运动中的疲劳感分为6 ~ 20分，分别对应于极其轻松直到极其困难，比如，若某一运动强度让你觉得有点儿困难，对应的评分即为13分。

表4–1　主观体力感觉等级表

自我感觉	等级	
非常轻松	6、7、8	
很轻松	9	10
尚轻松	11	12
稍累	13	14
累	15	16
很累	17	18
精疲力竭	19	20

（引自：Borg, 1973）

2型糖尿病人群主观体力感觉等级应保持在12 ~ 13的范围内。

方法三：说话测试

运动时，能通过唱歌、背诗或与运动同伴聊天来简单测试运动强度。

如果你能轻松地唱出每个字，那么你需要提高运动强度。

如果你不能一口气唱完一句话，那么你需要减慢速度。

如果你能唱一短句，呼吸虽然深但很舒适，这就是适合你的强度。

小知识

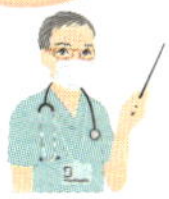

如何知道自己心血管功能增强了？

当锻炼者进行相同强度的有氧运动时，心率降低了3～8次/分，或者运动时自动加快了慢跑或步行速度，说明运动能力提高，提示心血管功能增强了。

（三）运动持续时间

大多数2型糖尿病患者需要至少进行每周150分钟中等或更高强度的有氧运动。有氧运动每次应持续至少10分钟。美国运动医学学会和美国心脏协会发表了一项联合声明，建议成年人进行150分钟中等强度的运动（30分钟／次，5天／周）或60分钟的剧烈身体活动（20分钟／次，3天／周）。

从来不运动的人开始健身计划时，每次运动时间先从5～10分钟开始，逐步延长至30～60分钟。运动时间的长短应根据运动的次数、身体健康状况而定。

每次运动持续30～60分钟，运动前要有5～10分钟的准备活动，运动结束后要有5～10分钟的整理活动。

（四）每周运动几次

有资料表明，停止运动3天，已获得改善的胰岛素敏感性会随之消失。因此，运动间隔时间不应超过2天，每周应安排3～5次。若安排运动量较小，身体状况较好，运动后没有不适感的患者，可坚持每天运动1次。

（五）何时运动较好

一天中较适宜运动的时间，应根据患者的实际情况而定，并注意与饮食、药物等治疗相互协调，相互配合。每天最好能选在同一时间段去锻炼。

为了防止低血糖的发生，一般运动时间应选在餐后1小时后为宜，不要空腹锻炼。还应避开胰岛素或降糖药物血浓度达到高峰的时间，比如短效胰岛素注射后1小时左右不宜参加运动。

早餐前运动也是可取的。运动前最好先用快速血糖仪查一下血糖，如血糖在6.0mmol/L左右，应进食10～15克碳水化合物；如低于6.0mmol/L，则要进食30克碳水化合物再去运动。

（六）运动进展的速度

目前，还没有针对2型糖尿病患者运动进展速度(强度或耗氧量)的研究。为了尽量减少受伤风险，建议渐次进行，尤其是存在并发症的情况下，更要严格遵守循序渐进的原则。

二、力量练习处方

力量练习对改善糖耐量和全面提高糖尿病患者身体素质的作用已经得到公认。

（一）适合糖尿病患者的力量练习方式

我们推荐糖尿病患者进行小强度的力量练习。目前在全国各地都设有“全民健身路径”，其中有很多器械都可以用于力量练习，并有专门的《“全民健身路径”锻炼指南》教大家练习。您还可以去健身房，或者借助简单的轻器械在家里练习。

适合糖尿病患者在家里进行的力量练习的方式有：徒手的力量练习、健身球力量练习、哑铃力量练习、弹力带（绳）的力量练习及悬吊力量练习等。还可以在矿泉水瓶中加入水或沙子作为练习器械，重量可以通过增加沙子或水的多少来调节，也可以自制沙袋或沙包等（见图4－1适合糖尿病患者的力量练习）。

小知识

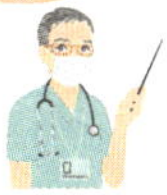

肌肉力量/肌肉耐力

肌肉力量是指一次或多次将重物举起的能力。在力量训练中肌肉的张力越大，肌肉力量就会越强。通常以竭尽全力只能重复做1～3次的重量为大强度，6～12次为中强度，15次以上为小强度。

肌肉耐力是指多次举起重物的能力或指人体长时间进行持续肌肉工作的能力，即对抗疲劳的能力。肌肉耐力练习主要采用中低强度力量练习。

本书中介绍的力量练习主要是肌肉耐力的练习。

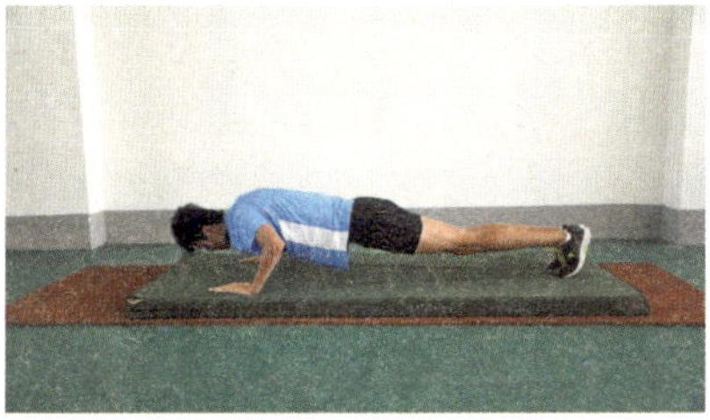

徒手的力量练习

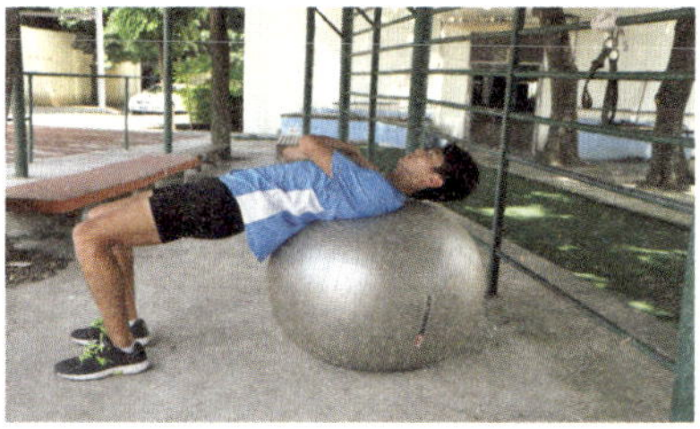

健身球力量练习

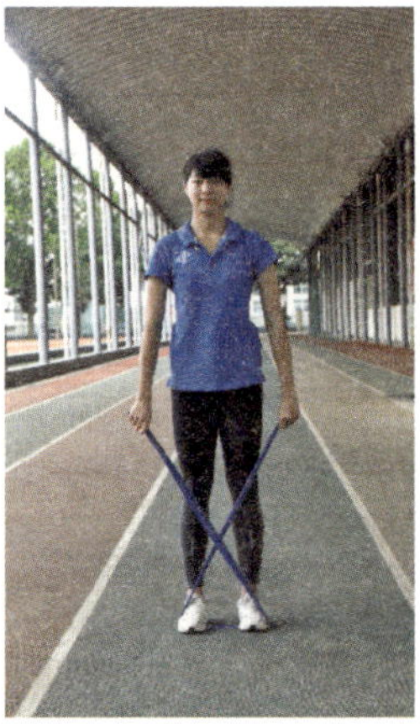

弹力带力量练习

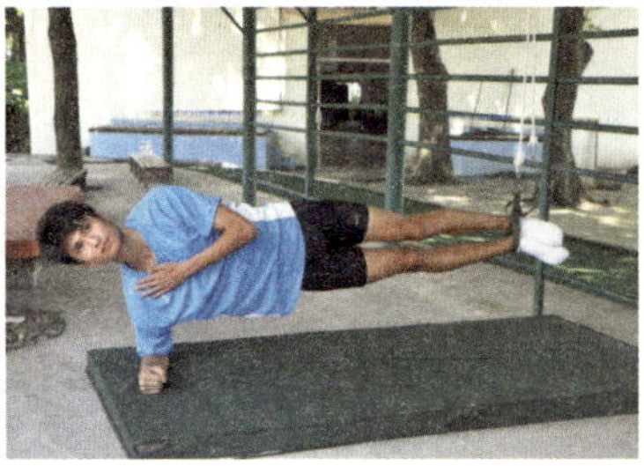

悬吊力量练习

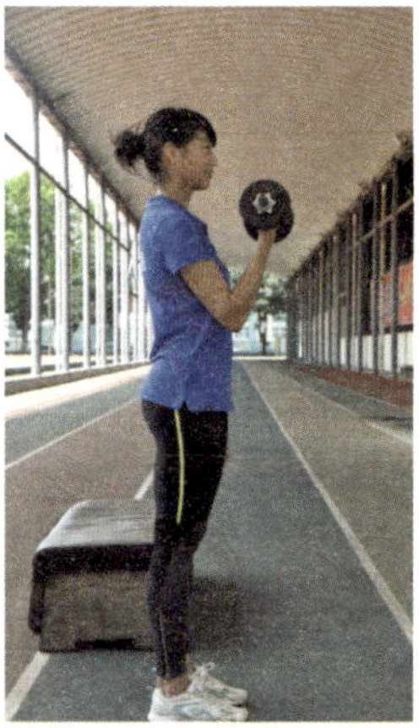

哑铃力量练习

图4–1　适合糖尿病患者的力量练习

（二）练习哪些肌肉

首先，针对大肌肉群的力量练习很有必要，如肱二头肌、胸大肌、腰背肌和股四头肌等。

还可根据有氧运动的情况选择练习部位，比如您选择了乒乓球、羽毛球等以右侧肢体发力为主的不对称有氧运动时，可以多增加一些左侧的力量练习；选择较多的下肢有氧运动比如跑步，则可以安排加强上肢力量的练习。核心力量训练对糖尿病患者也非常好。

再有，哪里力量薄弱就练哪里，比如股四头肌力量薄弱常常易引起膝关节的疼痛，腰肌力量薄弱常可引起腰部疼痛，可以针对薄弱的肌肉进行强化力量练习，起到保护关节、减轻疼痛的作用。

（三）如何选择合适的运动强度

力量练习不能用心率来衡量强度。通常是以一种重物进行练习时重复最多的次数（RM）来确定力量练习的强度。阻力训练的强度应为中度（50%的1RM）或重度（75%～80%的1RM），以期在力量和胰岛素敏感性方面获得最佳收益。

最低标准为5～10个练习动作，且所有主要的肌群至少要有一个练习动作。训练早期每个练习动作重复10～15次，随着时间的推移，提高运动强度（如某一动作绝对或相对的阻力或负荷），增加目前强度的全部反复次数（8～10次）。建议至少完成一组训练，但最多完成3～4组，以达到最佳获益。

（四）每周练习几次好

对于新手或者加大力量练习强度的人来说，力量练习后，疲劳肌肉需要1～2天的休息才能长得更强壮。等你的能力提高后，就不再需要这么久的恢复时间了。我们建议至少每周安排2次力量练习（间隔2～3日），最理想的是每周3次。

（五）运动进展的速度

为了提高肌肉耐力，必须遵循逐级负荷原则。刚刚开始运动的人通常不知道自己能承受多大的负荷，因此最好从相对较轻的负荷开始。当每组动作的重复目标次数可以持续超越，再增加重量或阻力，接着是考虑增加运动组数，最终增加训练的频率。

8～12周为一个周期，可以检验自己是否取得阶段性的进步。

一般说来，力量练习的强度越大见效就越早、越显著。但你必须记住，强度越大受伤的风险也越大。

（六）力量练习的原则是什么

正确的力量练习要遵循以下四条基本原则。遵循这些基本原则比举起更重的重物更为关键，因为它们可以帮助你避免受伤、节省力气和时间。

1. 活动范围足够大：为锻炼到全部肌肉力量，需要活动范围足够大。

2. 缓慢而稳定地运动：节奏为2秒钟向心收缩，2秒钟放松。

3. 不要憋气：吸气屏气动作可以短暂地升高血压，并降低回心血量。如果你有慢性高血压或者其他心血管疾病，憋气会给心血管系统造成风险，提高发生心血管问题的概率。

4. 保持脊柱中正：这些原则看似简单，在实际锻炼中却很难坚持。因为它们在不同运动中的应用会不同。第一次练习或者逐渐加量时，请务必遵守这四条原则。若觉得很痛苦，可能就是重量过重了。

本节将介绍两种简单易行的力量练习——徒手力量练习和弹力带力量练习，您在家里或者办公室里就可以完成。

（七）徒手力量练习举例

1. 原地提踵

（1）功效：训练腓肠肌的力量。

（2）练习方法：原地提踵（即左右交替提脚后跟），10～15分钟。为安全起见，也可用手扶着椅背做（见图4-2原地提踵）。

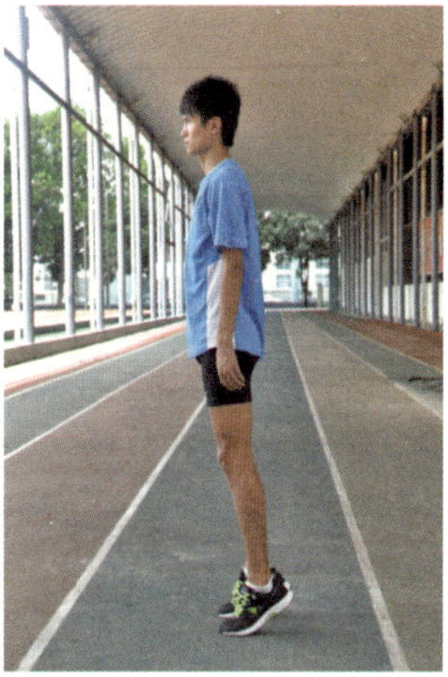

图4-2　原地提踵

2. 小台阶练习

（1）功效：训练下肢力量。

（2）练习方法：站在一小台阶前面，先上后下为一次（见图4-3小台阶练习）。

（3）注意事项：背部要保持相对伸直状态，运动时间根据自身的体力状况决定。

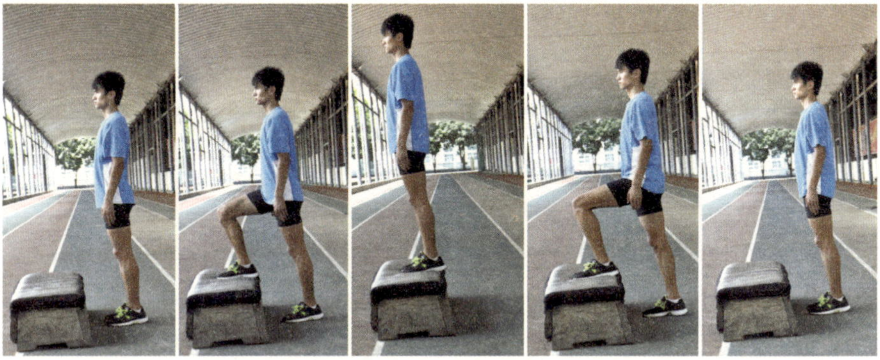

图4-3　小台阶练习

3. 坐凳起

（1）功效：训练下肢肌肉力量。

（2）练习动作：屈肘关节，两手扶上臂，挺胸收腹，在凳子上完成坐和站的运动，反复进行（见图4-4坐凳起）。

（3）注意事项：腰背部始终收紧挺直。膝关节有问题的患者，最好采用静蹲练习下肢肌肉力量。

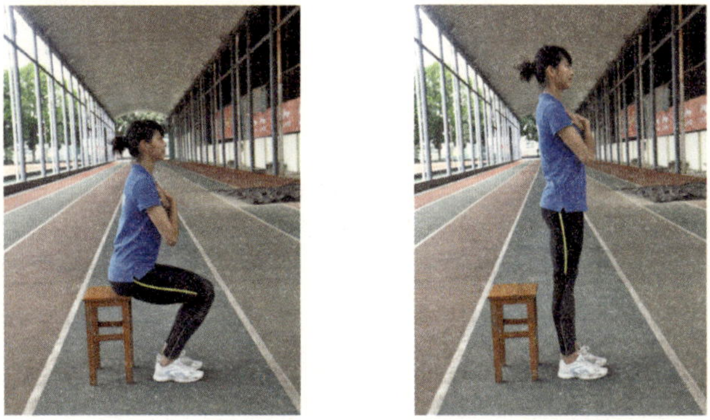

图4-4　坐凳起

4. 上肢抗阻力练习

（1）功效：主要训练上肢、肩部及胸部肌肉力量。

（2）练习动作：双手支撑在墙壁上，双足并立使上身完成前倾的动作，以增加肌肉力量。对于身体素质好、力量大的患者，推荐俯卧撑（见图4–5上肢抗阻力练习）。

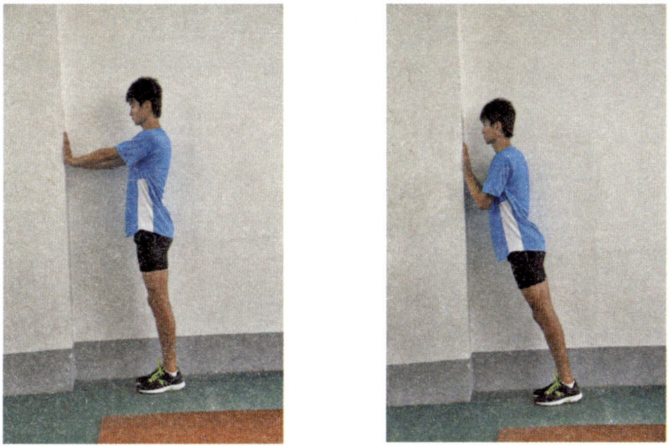

图4–5　上肢抗阻力练习

（八）弹力带力量练习举例

1. 侧平举+俯身侧平举+前平举

（1）功效：前平举、侧平举和俯身侧平举为三个独立的动作，分别练习三角肌的前、中、后束。

（2）练习动作：起始动作是单脚踩弹力带，双腿自然开立，同侧手抓住带子另一端（见图4–6起始姿势）。①侧平举：依靠肩外侧力量将手臂侧平举至双手与肩平，慢慢回到起始位置，换腿重复（见图4–6侧平举）。②俯身侧平举：先将身体向前倾，然后依靠肩后部力量将手臂侧平举至双手与肩平，慢慢回到起始位置，换腿重复（见图4–6俯身侧平举）。③前平举：依靠肩前部力量将手臂向前平举至双手与肩平，慢慢回到起始位置，换手重复（见图4–6前平举）。

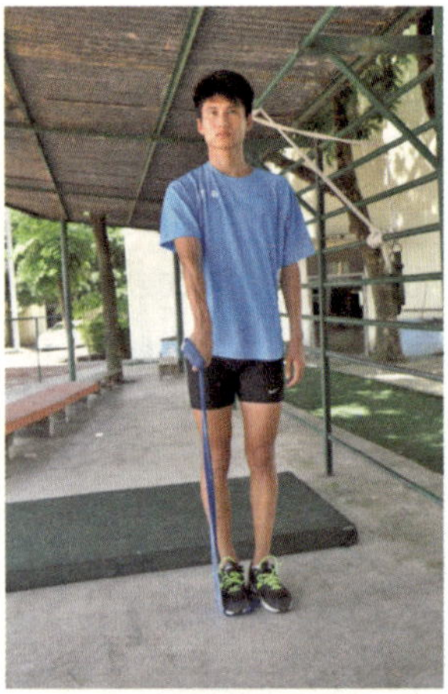

起始姿势

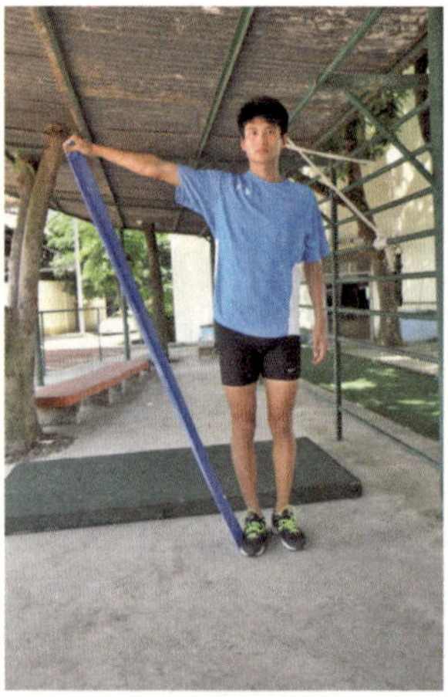

侧平举

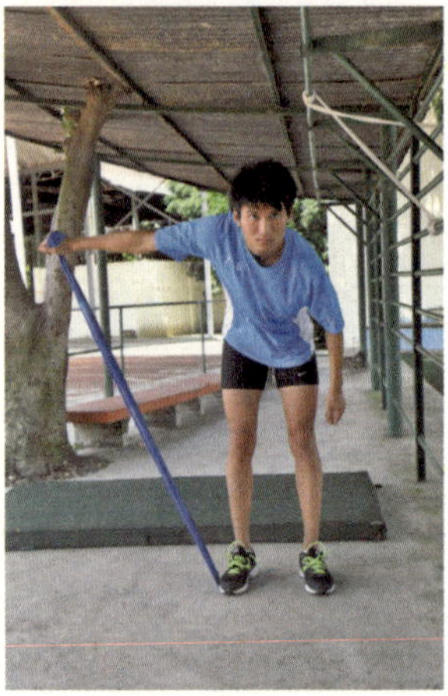

俯身侧平举

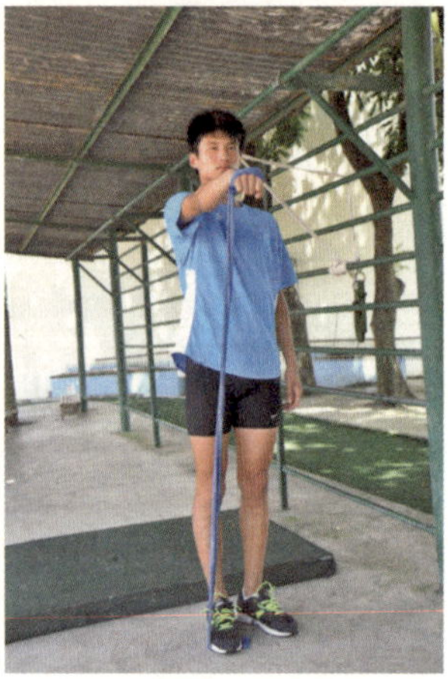

前平举

图4-6　侧平举+俯身侧平举+前平举

（3）注意事项：肩膀下沉放松，尽量不要耸肩（也可以坐在椅子上练习）。

2. 蝴蝶弯举+屈臂弯举

（1）功效：主要练习肱二头肌力量。

（2）练习动作：①蝴蝶弯举：双脚开立与肩同宽，单脚踩在弹力带的一端，同侧手握住带子另一端，自然垂放在体侧（见图4-7起始动作

1），肘关节及其以上部位保持不动，前臂上举并略外旋，直到手与肩齐平，慢慢回到起始位置。可以双手同时练习，也可以左右手轮流练习（图4–7蝴蝶弯举）。②屈臂弯举：双脚开立与肩同宽，单腿踩在弹力带的一端，同侧手握住弹力带的另一端，手心朝前，放在大腿前侧，肘关节微屈（见4–7起始动作2）。用上臂的力量将弹力带举过头顶，并尽可能高举，慢慢回到起始位置，重复（见4–7屈臂弯举）。

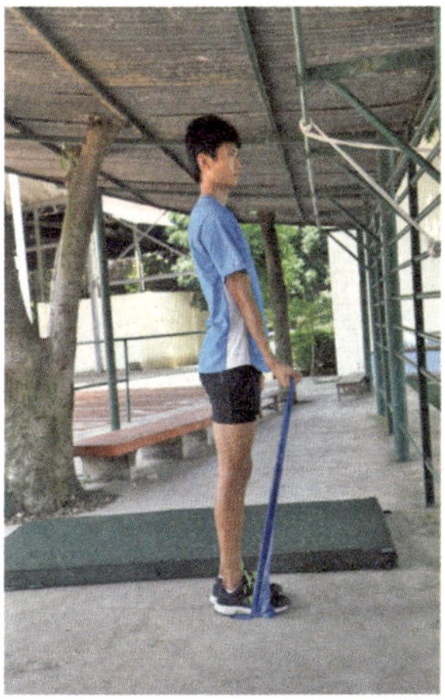

起始动作1

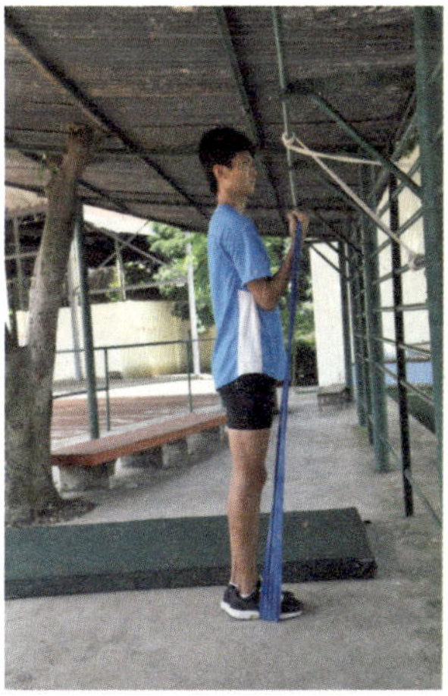

蝴蝶弯举

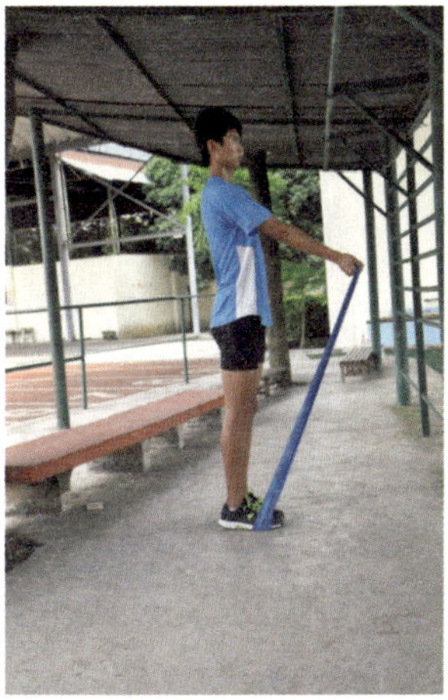

起始动作2

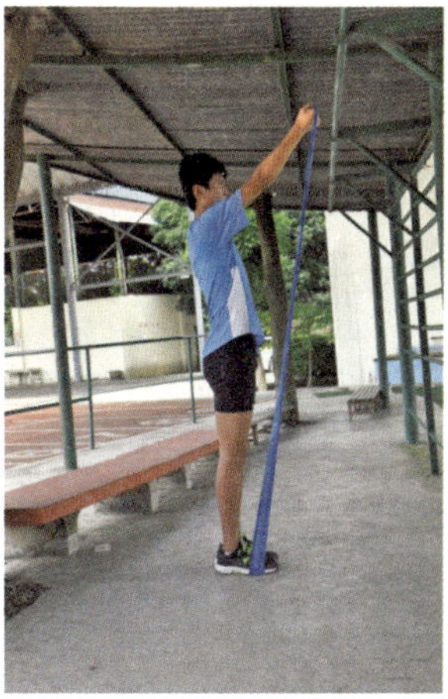

屈臂弯举

图4–7　蝴蝶弯举+屈臂弯举

3. 颈后屈伸+胸前下拉

（1）功效：主要训练肱三头肌力量。

（2）练习动作：①颈后屈伸：双脚开立与肩同宽，两手握住弹力带，左手置于腰后，右手举至头顶（掌心向下），注意肘关节与耳朵齐平，前臂与地面平行（见图4-8起始动作1）。左手固定，右手向上拉弹力带至肘关节伸直位，同时手心翻向上（见图4-8颈后屈伸）。②胸前下拉：把弹力带围在脖子上，双手放在胸前，握紧带子两端，手掌相对（见图4-8起始动作2）。上臂保持不动，手掌和前臂往下拉，直到手臂伸直（见图4-8胸前下拉）。慢慢地回到起始动作，重复。

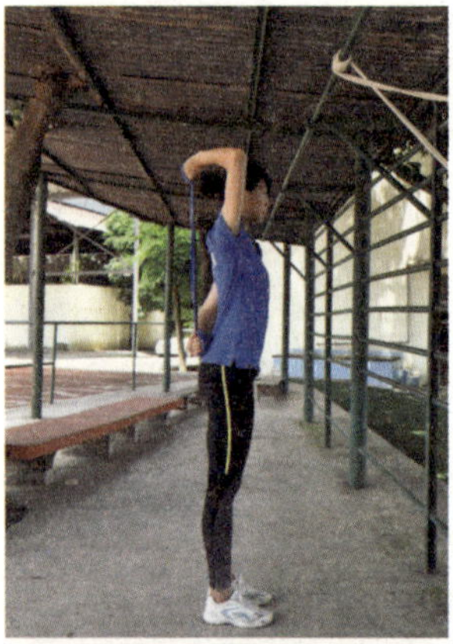

起始动作1

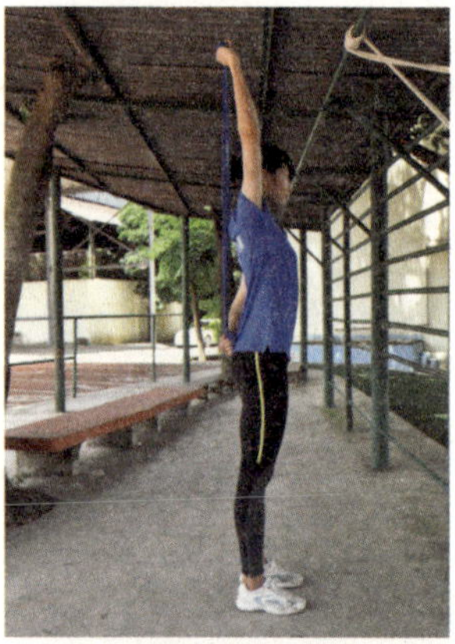

颈后屈伸

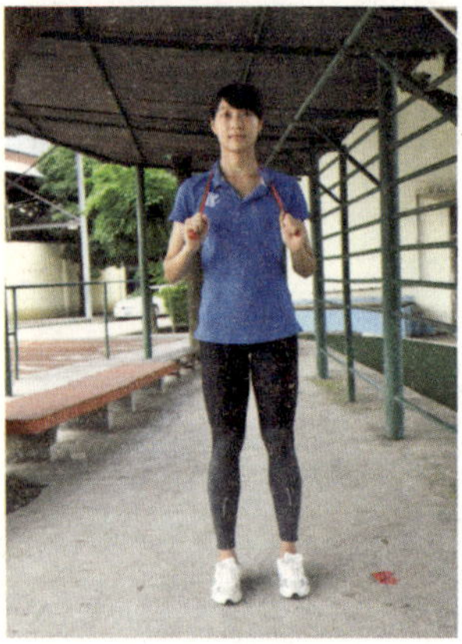

起始动作2

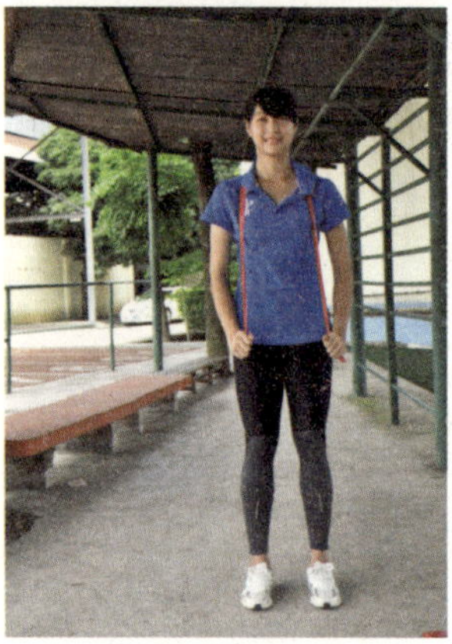

胸前下拉

图4-8　颈后屈伸+胸前下拉

4. 腕屈伸练习

（1）功效：屈腕练习提高前臂屈肌肌力，伸腕练习提高前臂伸肌肌力。

（2）练习动作：①取坐位，用单脚踩住弹力带，同侧手握住带子的一端，掌心向上（见图4-9起始动作1）。肘关节弯曲置于大腿上，屈曲腕关节拉伸弹力带（见图4-9屈腕练习）。②取坐位，用单脚踩住弹力带，同侧手握住带子的一端，掌心向下（见图4-9起始动作2）。肘关节弯曲置于大腿上，背伸腕关节拉伸弹力带（见图4-9伸腕练习）。

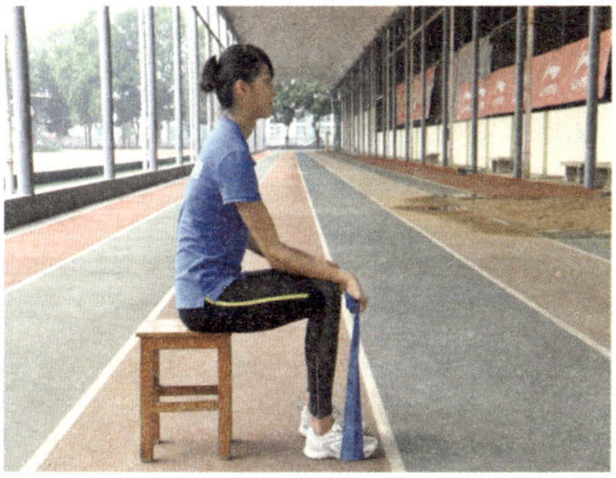
起始动作1

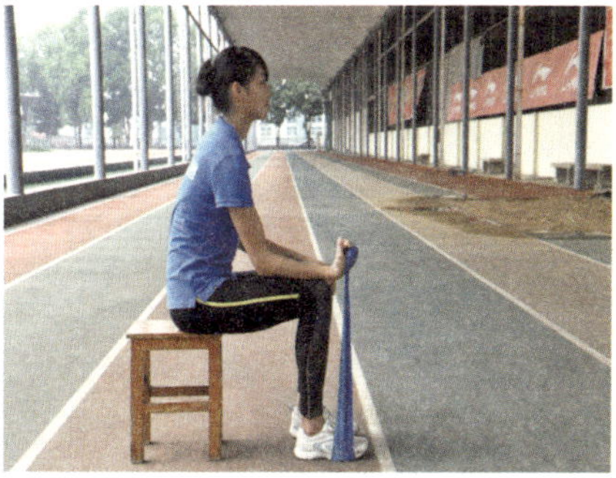
屈腕练习

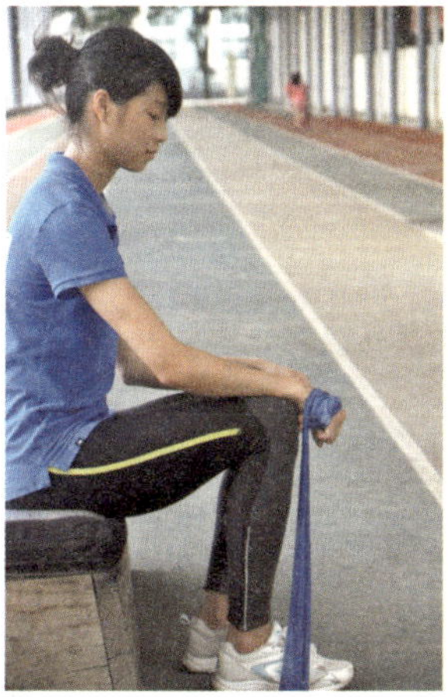
起始动作2

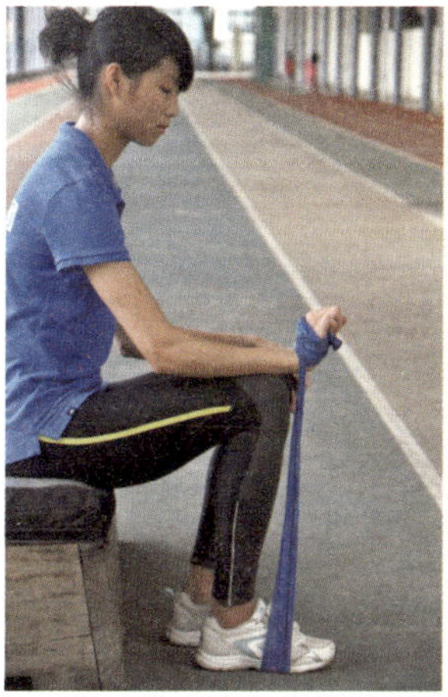
伸腕练习

图4-9　腕屈伸练习

5. 胸部前推

（1）功效：主要训练胸部和前肩肌力。

（2）练习动作：将弹力带绕过后背，双手握紧带子两端，侧平伸与胸同高（见图4–10起始动作）。两臂借胸肌和前肩的力量向前推（见图4–10胸部前推），慢慢回到起始动作，重复。

（3）注意事项：切忌驼背，向前推时双臂不必完全伸直。

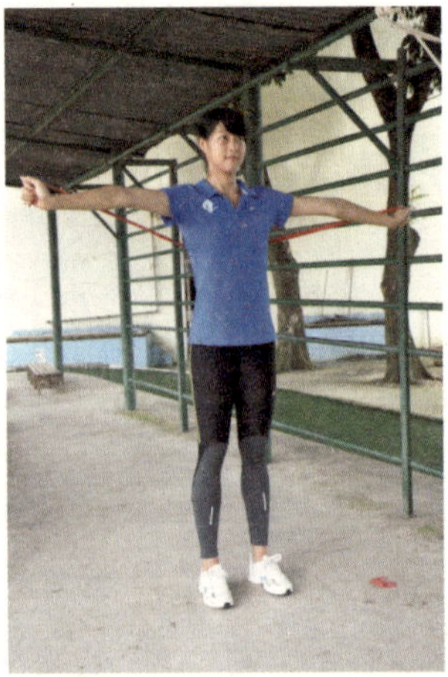

起始动作

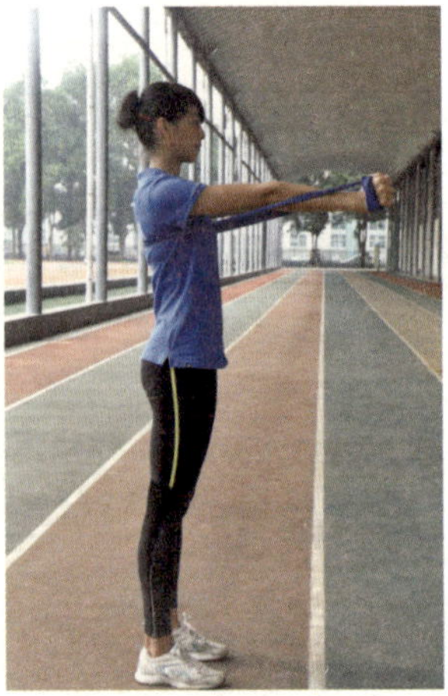

胸部前推

图4–10　胸部前推

6. 扩胸练习+肩上侧拉

（1）功效：扩胸练习主要训练后肩部及背部中央肌力，肩上侧拉主要训练后肩部肌力。

（2）练习动作：①双手以比肩宽略宽的距离握紧弹力带，举起来放在胸部上方的位置。双臂向两侧伸开，拉开弹力带，掌心向下，手肘轻微地弯曲（见图4–11起始动作1）。用肩胛骨的力量把双臂拉开，保持双臂与地面平行（见图4–11扩胸练习）。慢慢地回到起始动作，重复。②双手以肩宽的距离握着弹力带，举过头顶（见图4–11起始动作2）。双臂向两侧拉伸至与肩齐平（见图4–11肩上侧拉）。慢慢地回到起始动作，重复。

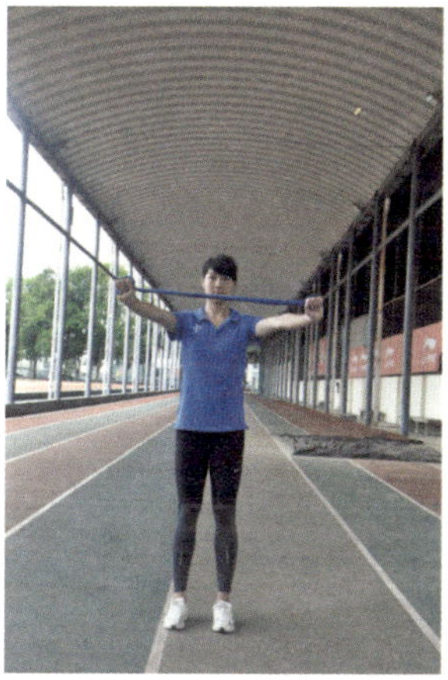

起始动作1

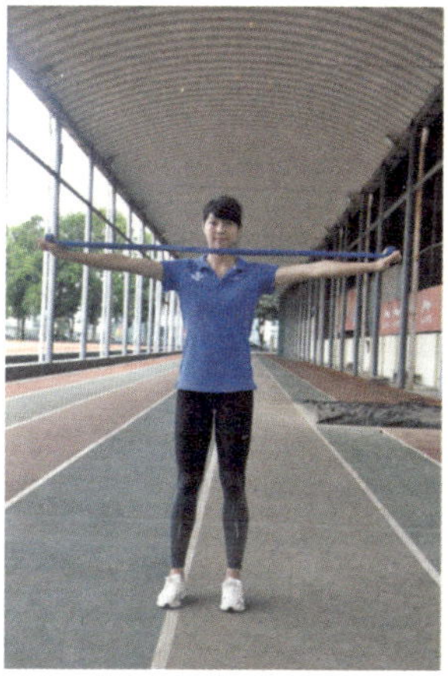

扩胸练习

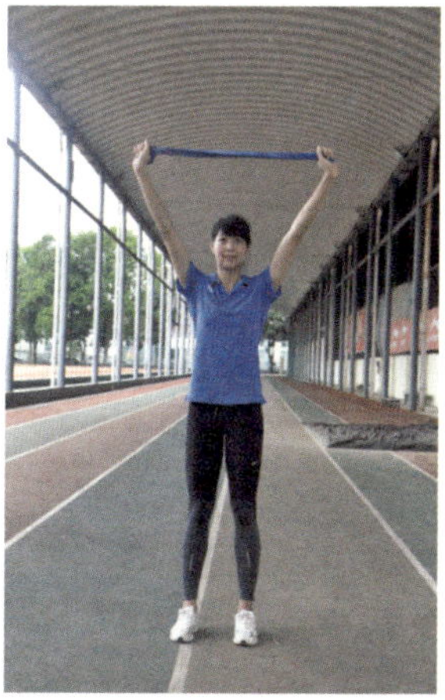

起始动作2

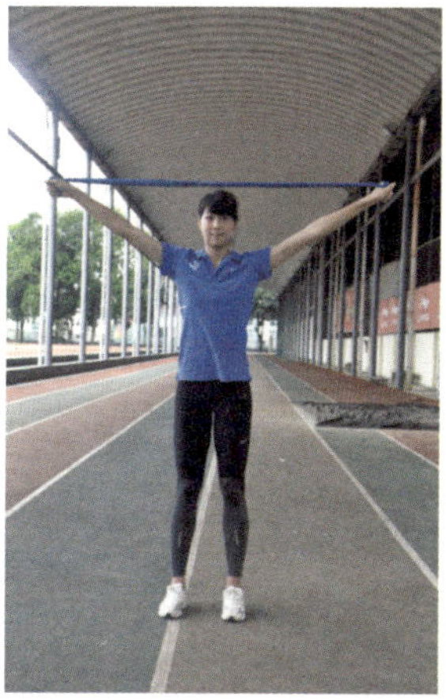

肩上侧拉

图4-11 扩胸练习+肩上侧拉

7. 高尔夫转体

（1）功效：主要训练腹肌肌力。

（2）练习动作：双腿分开站立，右脚踩在弹力带中间，双手掌心相对合握弹力绳的两端，放在右侧髋前（见图4-12起始动作）。下肢保持不动，注意双臂不要弯曲，运用腹部力量将弹力带从右髋部提到超过左肩的高度（髋关节可小幅度向左旋转）（见图4-12高尔夫转体）。慢慢地回到起始动作，换侧重复。

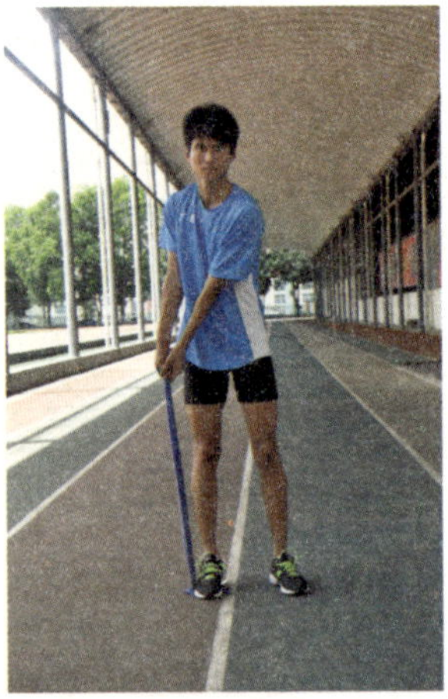
起始动作

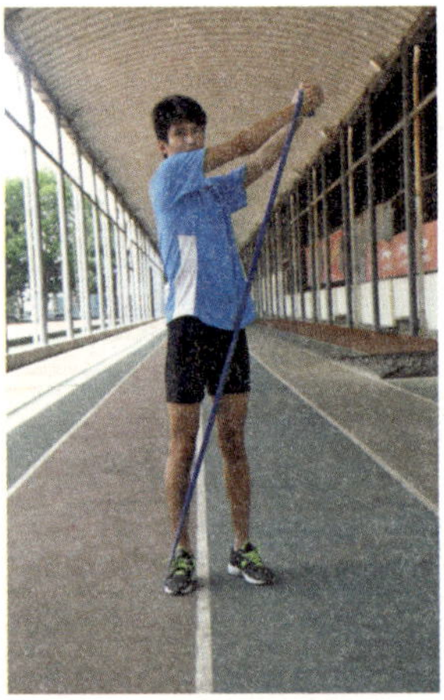
高尔夫转体

图4-12　高尔夫转体

8. 侧身拉

（1）功效：主要训练侧方腰肌。

（2）练习动作：用右脚踩在弹力带一端，右手握另一端侧平伸至与肩同高（见图4-13起始动作）。身体向左侧弯伸展，同时右手向上拉伸带子，左膝关节弯曲，左手支撑在同侧大腿上（见图4-13侧身拉）。慢慢地回到起始动作，换侧重复。

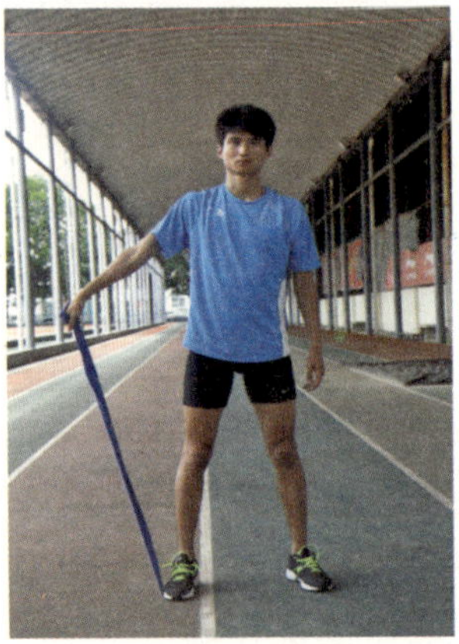
起始动作

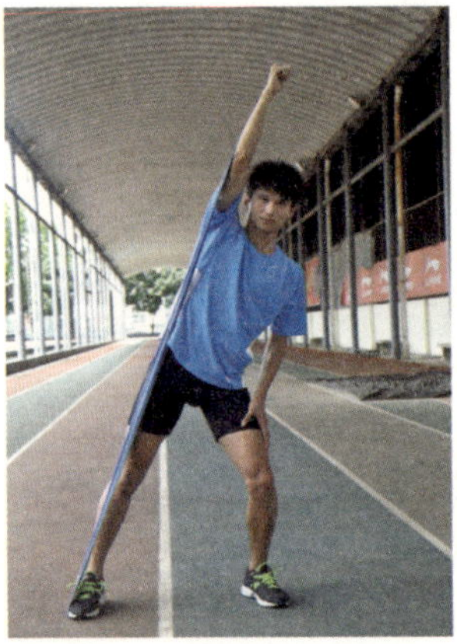
侧身拉

图4-13　侧身拉

9. 直腿后摆

（1）功效：主要训练臀大肌肌力。

（2）练习动作：将弹力绳绑在双脚脚踝上，脚尖朝前略呈外八字（见图4–14起始动作）。左腿伸直，然后借助臀部力量向后方摆出（见图4–14直腿后摆）。慢慢回到起始位置，换右腿重复。

（3）注意事项：摆腿要尽量高，膝关节始终保持伸直位。

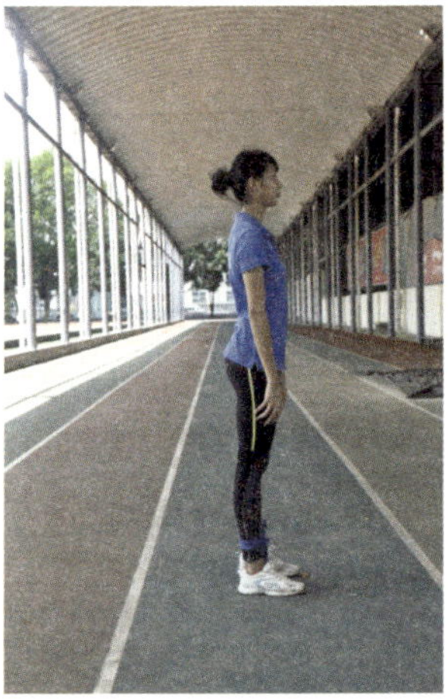

起始动作

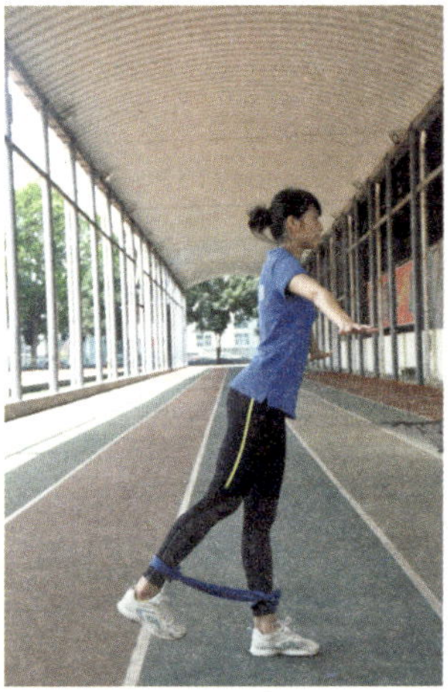

直腿后摆

图4–14　直腿后摆

10. 侧抬腿+侧步走

（1）功效：主要训练臀中肌。

（2）练习动作：①侧抬腿：将弹力绳绑在脚踝上，两脚平行站立（见图4–15起始动作1）。一腿缓缓侧抬至与身体呈45度（见图4–15侧抬腿），慢慢回到起始位置，换侧重复。②侧步走：双腿略分开踩在弹力带的中间（见图4–15起始动作2）。向侧方移步（见图4–15侧步走），换侧重复。

（3）注意事项：侧抬腿过程中始终保持髋关节伸直。

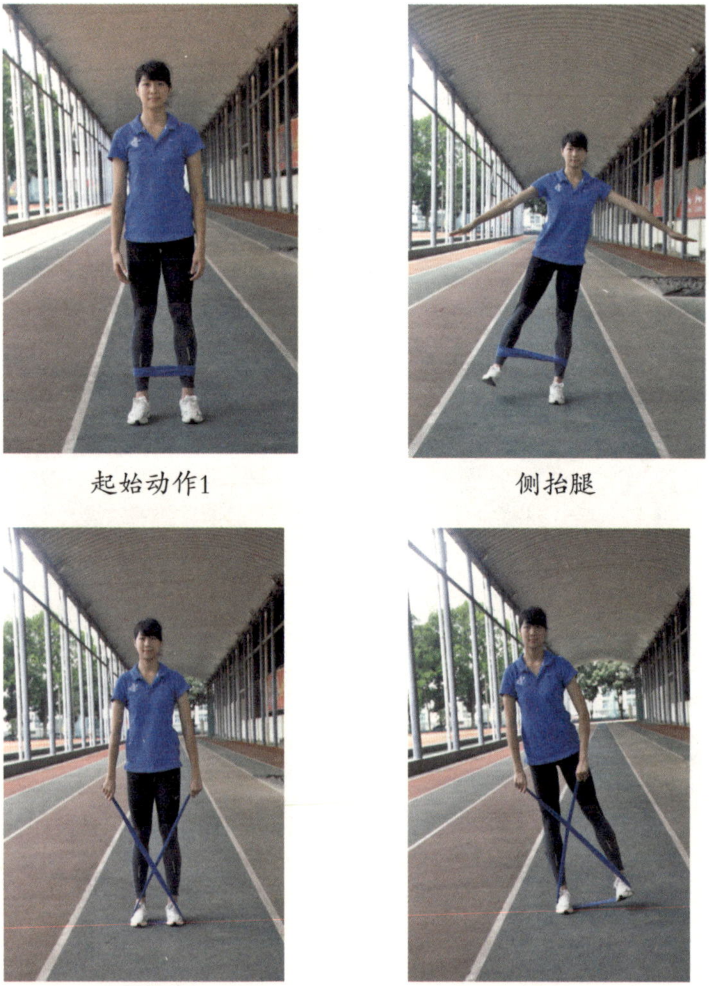

起始动作1　侧抬腿

起始动作2　侧步走

图4-15　侧抬腿+侧步走

11. 前踢腿+半蹲拉

（1）功效：前踢腿主要训练股四头肌，半蹲拉训练腿部与臀部肌群。

（2）练习动作：①前踢腿：将弹力带一端绑在右脚踝处，双手拉住另一端于头后方，脚处于后踢位（见图4-16起始动作1）。然后向前踢至膝关节伸直位（见图4-16前踢腿）。②半蹲拉：半蹲位，脚踩弹力带中部，双手持弹力带两端，双腿分开与肩同宽，脚尖与膝关节指向正前方，臀部向后，身体直立并前倾（见图4-16起始动作2）。拉紧带子，起立（见图4-16半蹲拉），重复。

（3）注意事项：下蹲时，膝关节尽量不要超过脚尖。

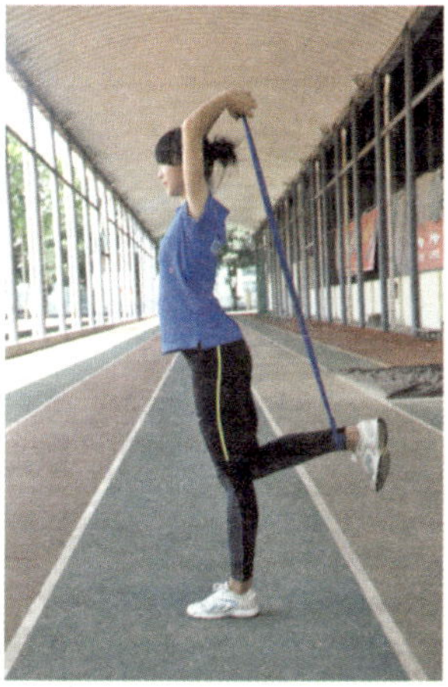

起始动作1

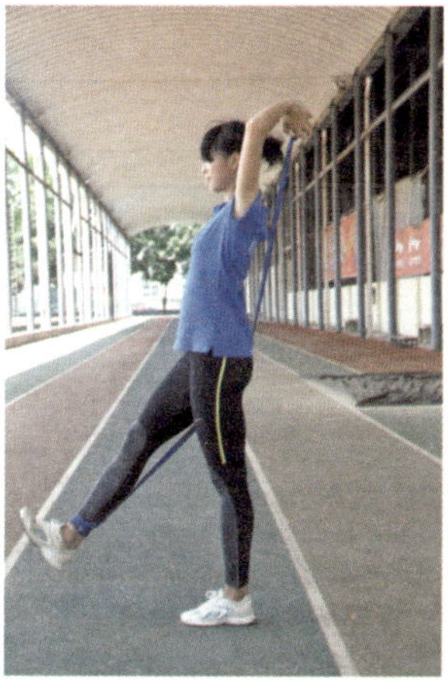

前踢腿

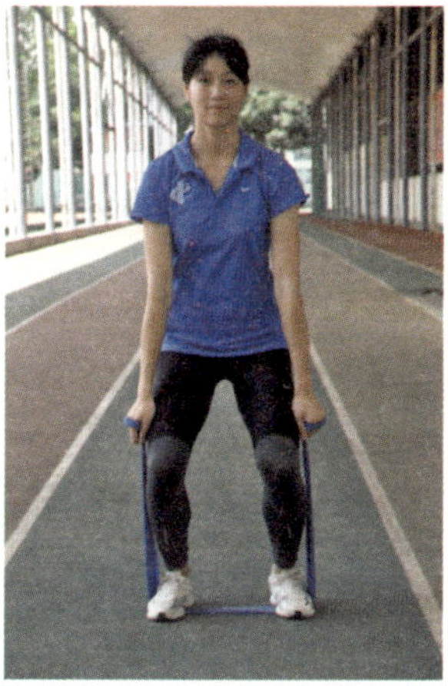

起始动作2

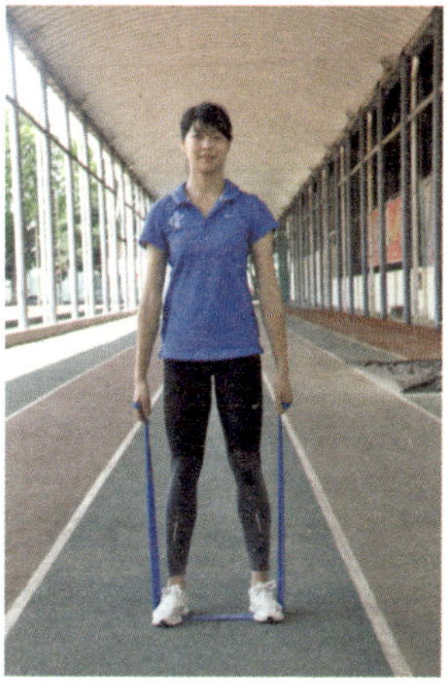

半蹲拉

图4-16　前踢腿+半蹲拉

12. 足跖屈练习

（1）功效：训练小腿三头肌。

（2）练习动作：取坐位，将弹力带缠踩在脚上，两手握住带子两端，足置于背伸位（见图4-17起始动作）。足跖屈，可以感到小腿后群肌肉用力（见图4-17足跖屈练习）。

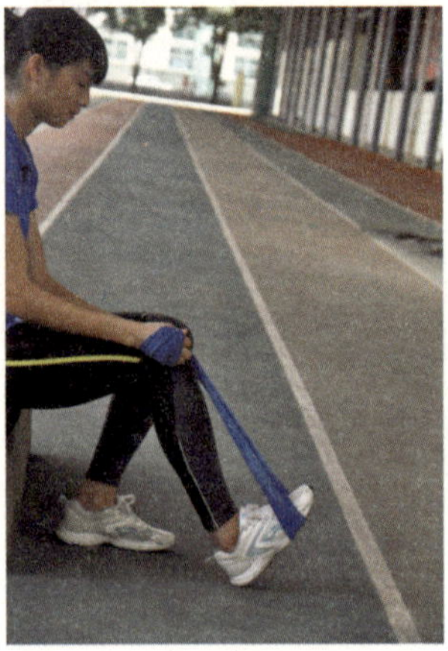

起始动作

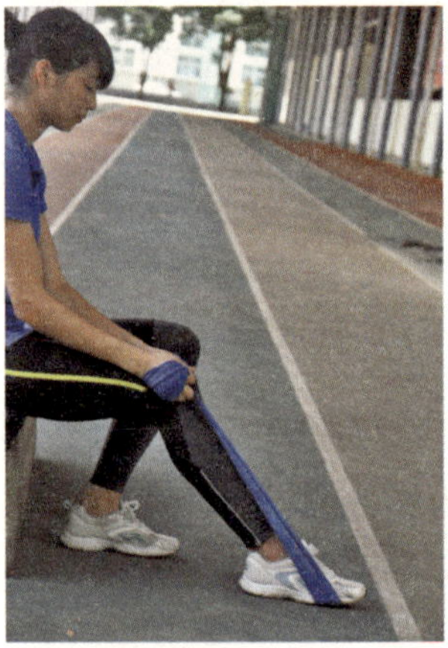

足跖屈练习

图4-17　足跖屈练习

13. 弹力带悬挂练习

还可以将弹力带一头固定在结实的物体上，肢体向前、后、内、外等各方向拉伸练习。

* 上肢力量练习图

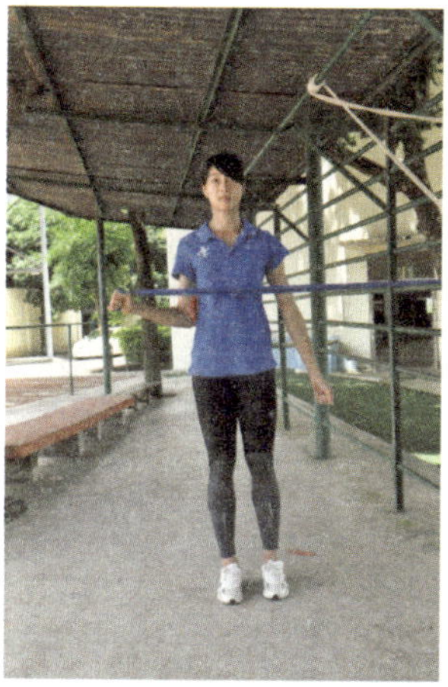

上肢练习1

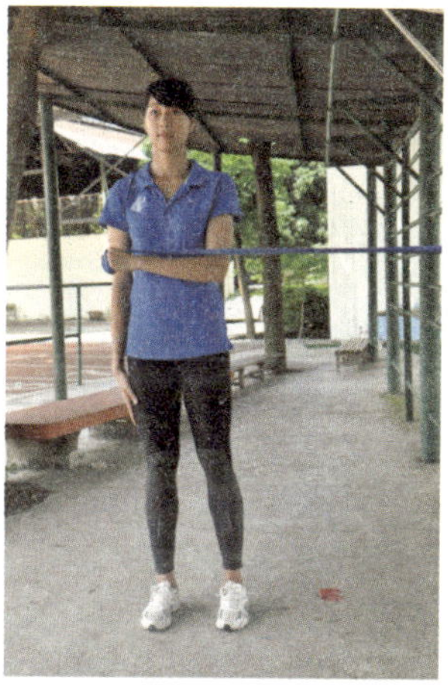

上肢练习2

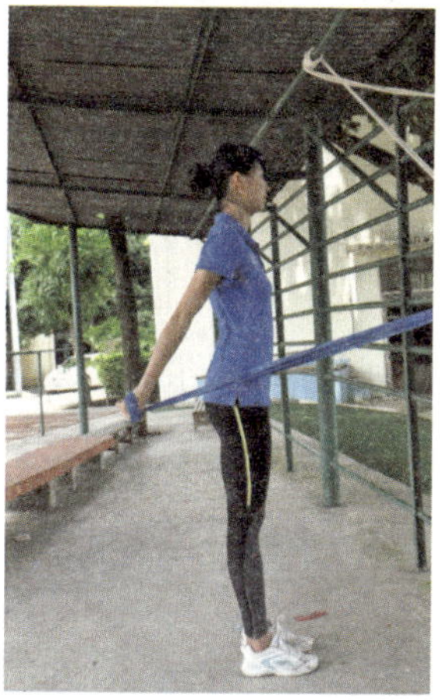

上肢练习3

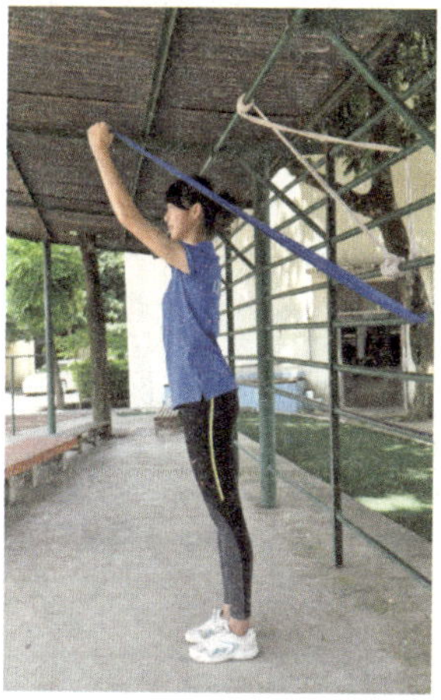

上肢练习4

图4–18 上肢力量练习

* 下肢力量练习图

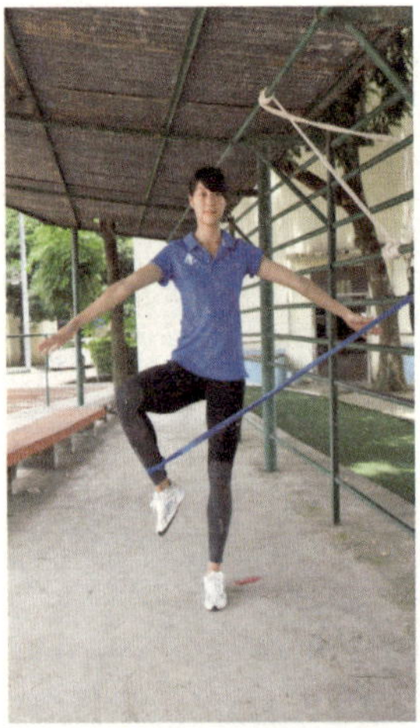

下肢练习1

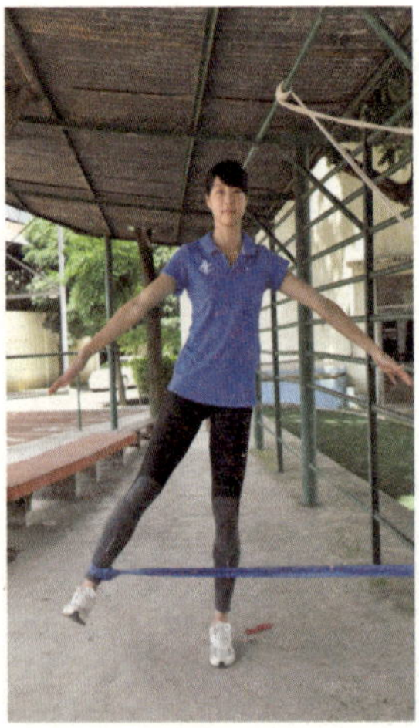

下肢练习2

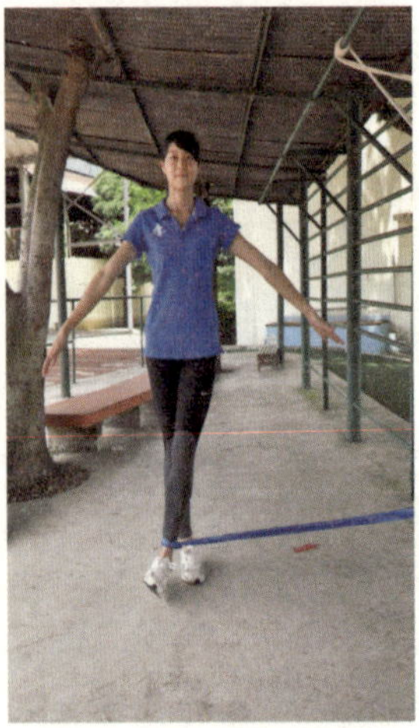

下肢练习3

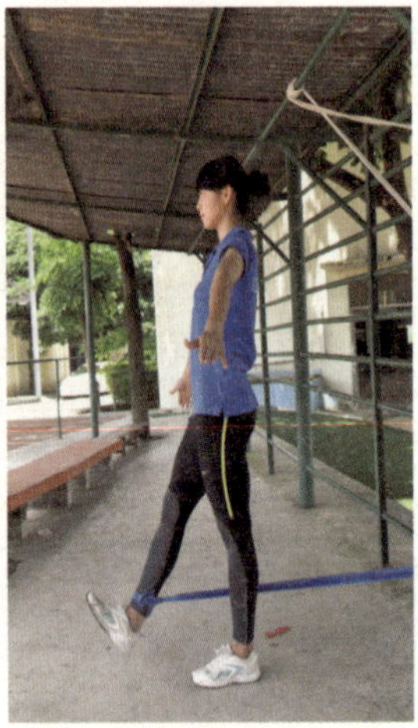

下肢练习4

图4-19　下肢力量练习

三、柔韧性练习处方

一段时间不活动，柔韧性会逐渐丧失，因此应当对其进行规律训练。柔韧性练习结合阻力训练，可以增加2型糖尿病患者的关节活动范围，使运动更容易。

（一）拉伸方法

柔韧性练习分为动力拉伸法和静立拉伸法两种。如正压腿、侧压腿、仆步压腿、横叉、竖叉等。

如果常做以上的动作就可以锻炼您的柔韧性。方法就是每个动作在拉伸位保持15～30秒，不要用力过猛。尽管有些拉伸练习是特定对应于某些运动，也有一些拉伸运动的适应范围较广，不管您选择的运动强度多大或持续时间多久都可以提高柔韧性。

（二）静力性拉伸练习举例

1. 颈部拉伸（可坐着进行）

（1）功效：拉伸颈部和肩膀上部。

（2）练习动作：将头侧向左侧，肩膀下垂；左手放在头的右侧，轻轻将头拉向左肩。保持15～30秒，换另一边（见图4-20颈部拉伸）。

（3）注意事项：上体正直，不要低头含胸。

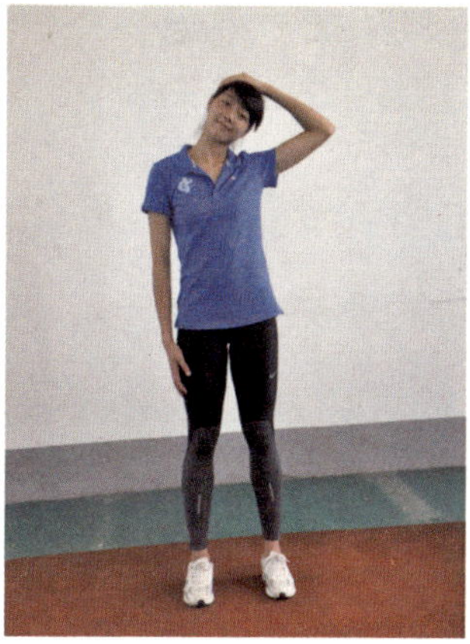

图4-20　颈部拉伸

2. 肩膀外展拉伸（可坐着进行）

（1）功效：拉伸肩膀和上背部。

（2）练习动作：将双臂举过头顶，两手握紧，手掌向上，轻轻向后拉。注意保持肩膀放松，肘部紧贴耳朵（见图4–21肩膀外展拉伸）。保持15～30秒，重复。

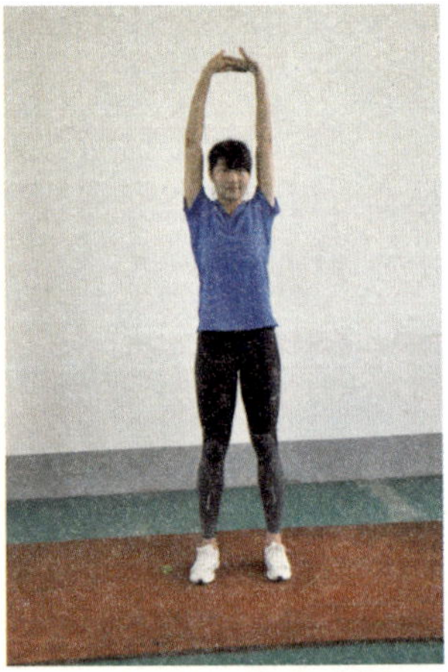

图4–21　肩膀外展拉伸

3. 肱三头肌/肩膀拉伸（可坐着进行）

（1）功效：拉伸上臂背侧和肩膀。

（2）练习动作：右臂举过头顶，使肘部紧贴耳朵；左手将右肘部向头侧方向拉，使右手放松地垂在脊柱上，拉伸前臂背侧和肩膀（见图4–22肱三头肌/肩膀拉伸）。保持15～30秒，换另一侧重复。

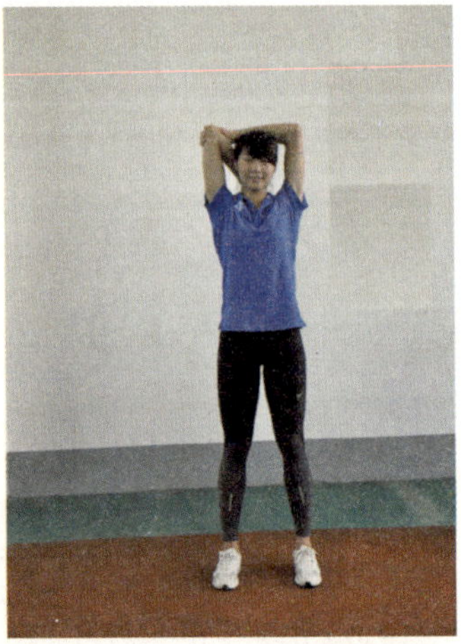

图4–22　肱三头肌/肩膀拉伸

4. 肩膀/上背部拉伸（可坐着进行）

（1）功效：拉伸肩膀背侧和上背部。

（2）练习动作：将右臂横置于前胸，左手将右臂向左轻拉以伸展上肩部和背部（见图4–23肩膀/上背部拉伸）。保持15～30秒，换另一侧重复。

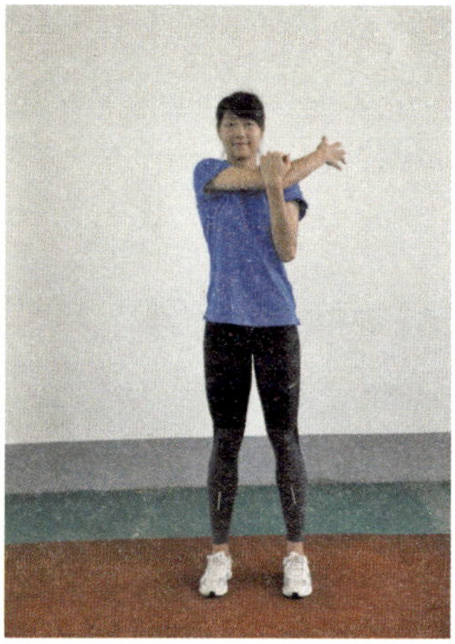

图4–23　肩膀/上背部拉伸

5. 胸部/前肩部拉伸（可坐着进行）

（1）功效：拉伸胸部和肩膀。

（2）练习动作：双手在背后交叉，绕动肩膀，将手的位置提高1～2寸（见图4–24胸部/前肩部拉伸）。保持15～30秒，换另一侧重复。

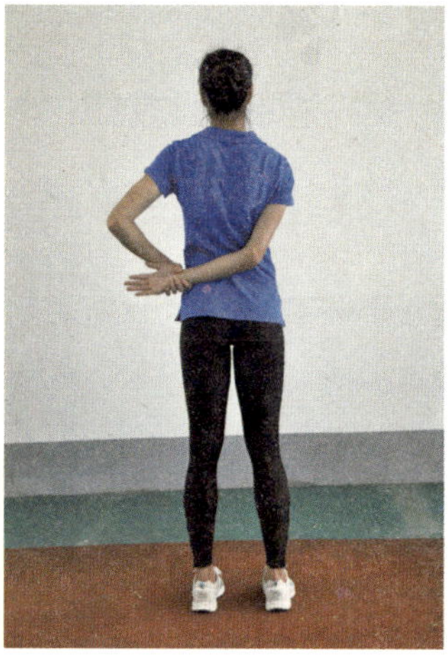

图4–24　胸部/前肩部拉伸

6. 躯干拉伸

（1）功效：拉伸躯干及两侧。

（2）练习动作：左手置于大腿侧，右手举过头顶，置于左肩上方，掌心向下，拉伸右侧躯体，保持收臀（见图4–25躯干拉伸）。保持15～30秒，换另一侧重复。

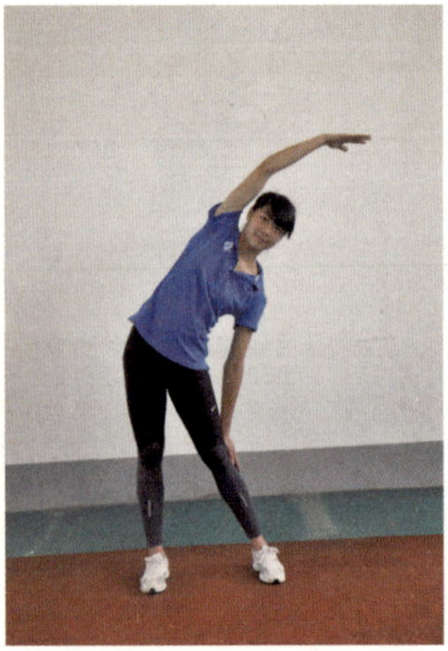

图4–25　躯干拉伸

7. 股四头肌拉伸

（1）功效：主要拉伸股四头肌和臀屈肌。

（2）练习动作：①股四头肌侧卧拉伸：右侧卧位，用手抓住左踝，使之向后拉伸，直至感到大腿背侧被轻微拉伸。注意保持膝盖、臀部、肩膀在一条直线上，不要将膝盖过度后拉，不要弯腰（见图4–26a股四头肌侧卧拉伸）。保持15～30秒，另一侧重复。②股四头肌站立拉伸：站稳，左手抓住左足或左踝，轻轻将足跟拉向臀部，并将髋部向前顶出。注意双膝并拢，背部要挺直（见图4–26b股四头肌站立拉伸）。保持15～30秒，换另一侧重复。

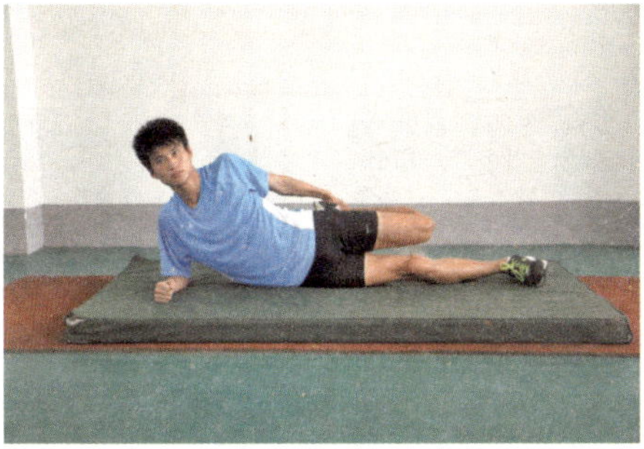

图4-26a　股四头肌侧卧拉伸

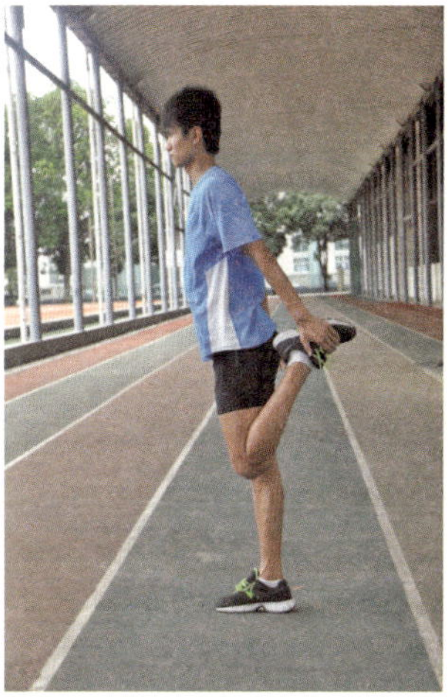

图4-26b　股四头肌站立拉伸

8. 腿后部拉伸

（1）功效：拉伸腿的后部。

（2）练习动作：①腿后部站立拉伸：右腿前伸，脚跟着地，脚尖微翘。左膝微弯，重心向前移，双手支撑。伸出的腿也保持膝盖略微弯曲，保持上身中正。注意背部不要弯曲，伸出的腿不要僵直（见图4-27a腿后部站立拉伸）。保持15～30秒，换另一腿重复。②腿后部坐式拉伸：坐在地上，屈起左腿，使左膝贴近胸口，用双手稳住左腿，逐渐使左腿向后，直到右腿后部有被拉伸的感觉（见图4-27b腿后部坐式拉伸）。保持15～30秒，换另一侧重复。③腿后部平卧拉伸：平卧，双手抓住左腿，轻轻将其上举，直至感到大腿后部被拉伸。注意保持右膝弯曲，右脚自然着地（见图4-27c腿后部平卧拉伸）。保持15～30秒，换另一侧重复。

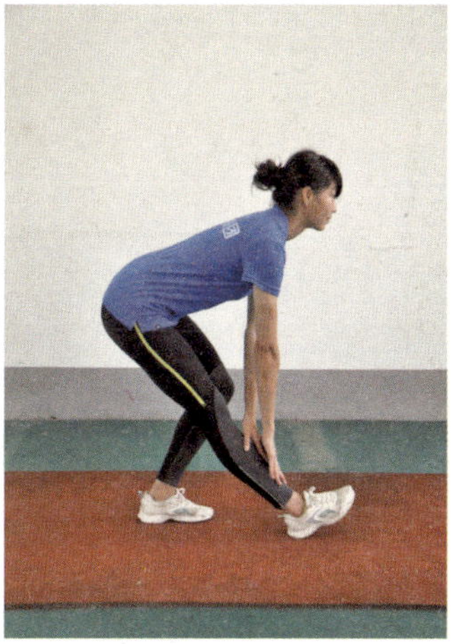

图4-27a　腿后部站立拉伸

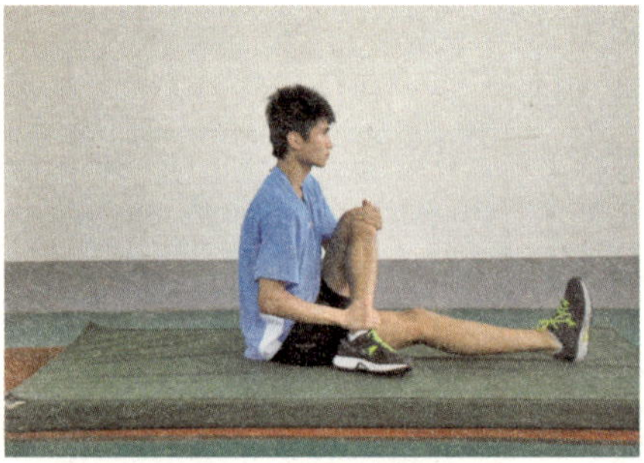

图4-27b　腿后部坐式拉伸

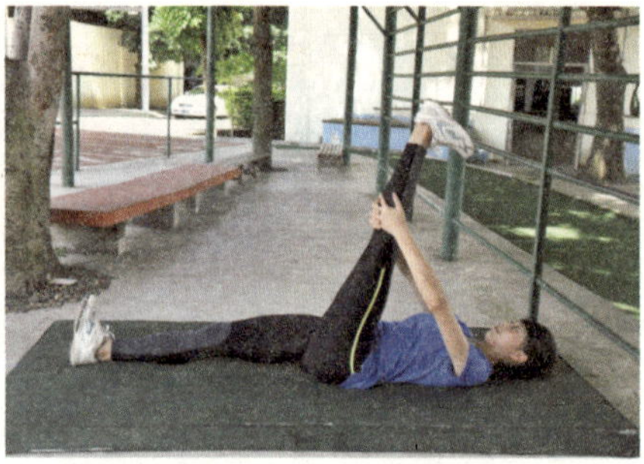

图4-27c　腿后部平卧拉伸

9. 小腿上部拉伸

（1）功效：拉伸小腿上部。

（2）练习动作：伸出左腿，两脚向前，保持平行，左膝微屈，重心前移，右脚紧贴地面，拉伸右小腿（见图4-28小腿上部拉伸）。保持15~30秒，换另一侧重复。

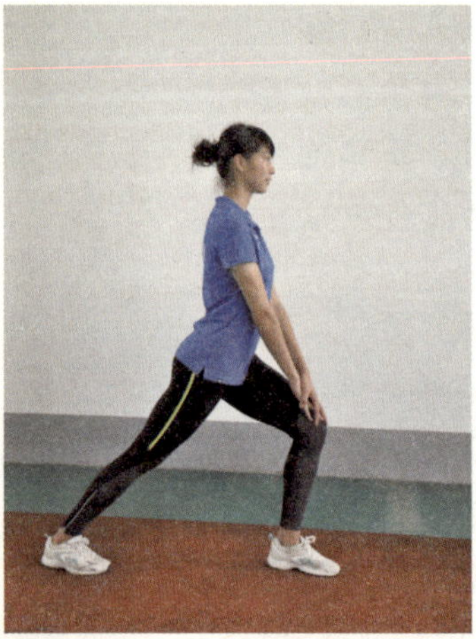

图4-28　小腿上部拉伸

10. 小腿下部拉伸

（1）功效：拉伸小腿下部。

（2）练习动作：保持重心在髋部，向前伸出左腿，让右足跟着地。双膝弯曲，重心前移，以拉伸右小腿下部（见图4-29小腿下部拉伸）。保持15～30秒，换另一侧重复。

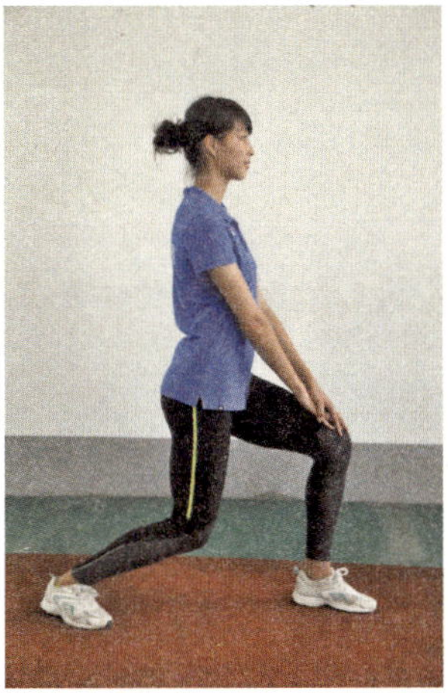

图4-29　小腿下部拉伸

11. 全身拉伸

（1）功效：拉伸整个身体，使之更加修长。

（2）练习动作：平卧，双手举过头顶，双腿平放。收缩腹肌保护腰部并进行拉伸（见图4-30全身拉伸）。保持15～30秒。

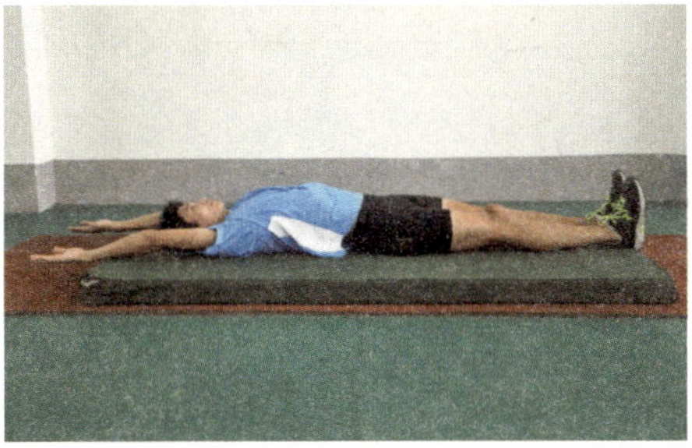

图4-30　全身拉伸

12. 腰部和髋部旋肌扭转

（1）功效：拉伸腰部、髋部和大腿外侧。

（2）练习动作：平卧，保持肩部和背部着地（见图4–31a）。轻轻将双膝偏向右侧，使左踝搭在右踝上；将左膝向右肩部靠拢，并将左膝向下轻压直到感觉腰部和臀部被拉伸；将头转向对侧（左侧）；确保肩部紧贴地面（见图4–31b）。保持15～30秒，换另一侧重复。

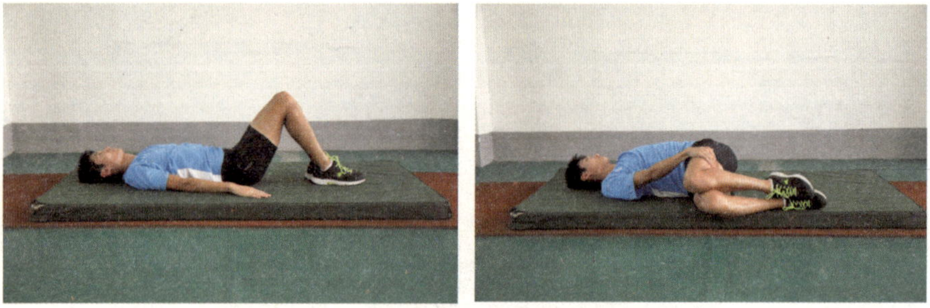

a　　　　b

图4–31　腰部和髋部旋肌扭转

13. 腰部拉伸

（1）功效：拉伸背部和髋部展肌。

（2）练习动作：平卧，双手抓住大腿背侧，头部保持中正并贴在地面上。腰部贴地，轻轻将臀部抬起以拉伸背部（见图4–32腰部拉伸）。保持15～30秒。

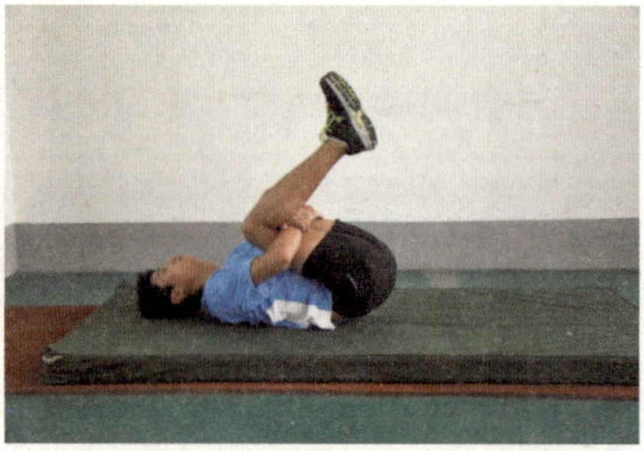

图4–32　腰部拉伸

14. 大腿外侧和臀部拉伸

（1）功效：拉伸大腿外侧和臀部。

（2）练习动作：右踝轻轻搭在左膝上；将左膝抬起至髋部以上。双手抱住左腿轻轻拉向身体，直至感觉右腿背侧和臀部被拉伸。确保腰部紧贴地面使姿势稳定（见图4-33大腿外侧和臀部拉伸）。保持15～30秒，换另一侧重复。

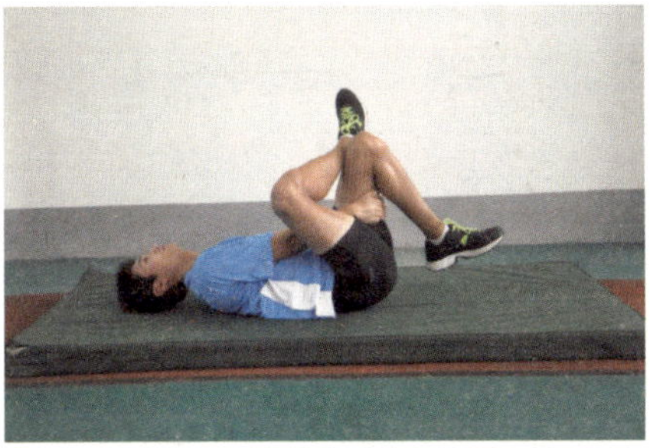

图4-33　大腿外侧和臀部拉伸

15. 大腿内侧蝴蝶拉伸

（1）功效：拉伸大腿内侧以及腹股沟。

（2）练习动作：将双侧足底并拢，靠近腹股沟。双手向下轻压膝部，保持后背挺直向前伸（见图4-34大腿内侧蝴蝶拉伸）。保持15～30秒。

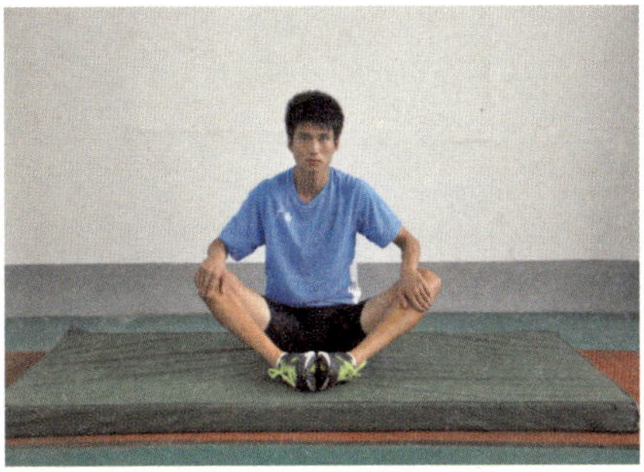

图4-34　大腿内侧蝴蝶拉伸

16. 髋部和腹股沟跪式拉伸

（1）功效：拉伸臀部屈肌股四头肌和腹股沟。

（2）练习动作：以跪式开始，左膝在左踝的垂直上方。缓慢将右腿后撤直至感到右髋和大腿被拉伸。一定要保持上身的正直（见图4–35髋部和腹股沟跪式拉伸）。保持15～30秒，换另一侧重复。

（3）注意事项：弯曲腿的承重应该在膝盖以上。如果膝盖感到不适，应当用毛巾或垫子作缓冲。这个动作尤其适合不常运动的人群。

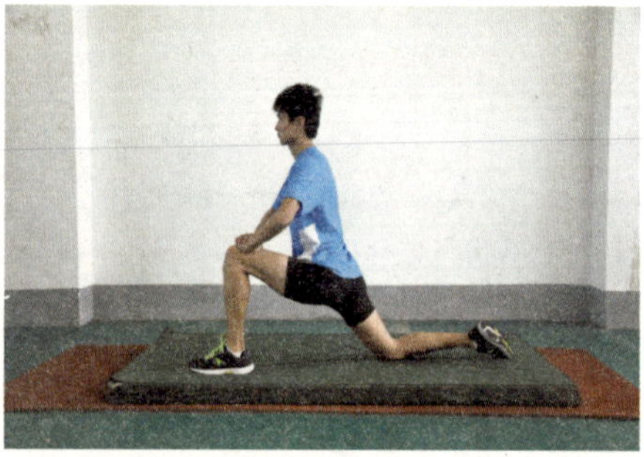

图4–35　髋部和腹股沟跪式拉伸

17. 足底肌拉伸

（1）功效：放松足底部。

（2）练习动作：两脚分开前后站立，左脚在前，右脚在后，下蹲，拉伸右侧足底肌（见图4–36足底肌拉伸）。保持15～30秒，换另一侧重复。

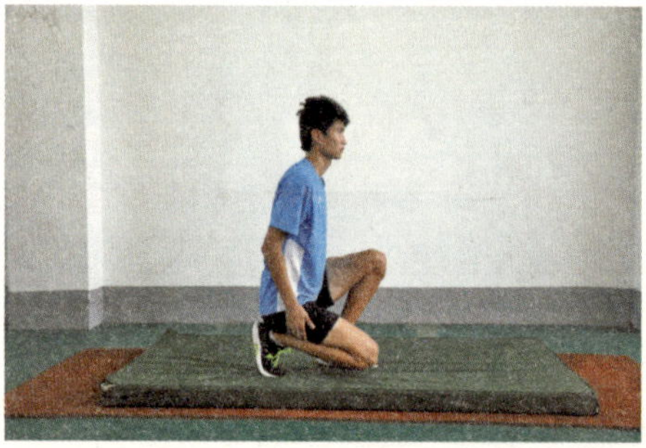

图4–36　足底肌拉伸

（三）什么时候做拉伸运动

运动前的热身运动可以安排一些动态拉伸运动；运动后的自我拉伸是一种非常好的放松肌肉、消除疲劳的方法；在电脑前坐得太久或在办公室坐得太久，均可以自我拉伸一下僵硬的身体；累了一天，躺在床上做一套拉伸动作也可以让你的腰酸背痛得到缓解。

四、平衡能力练习处方

现代人生活压力大，身体活动减少，平衡能力也大幅消退甚至消失，最糟的是，这种平衡能力的丧失不易察觉，对身体的伤害也是积累性的。平衡能力的下降，尤其是同时伴有力量下降的老年人很容易跌倒；失衡的行走还会让我们脊柱两侧的肌肉发展不均，可能导致脊柱的问题，使身体容易疲劳，体态不标准等。

平衡功能是人类一切运动的基础，是后天形成并保持一生的重要功能。临床发现，凡有运动障碍的患者都存在程度不同的平衡和协调功能的异常。

（一）哪些方法帮助我们发展平衡能力

请把平衡训练作为强身健体的计划内容之一：徒手平衡练习、平衡垫、瑞士球、绳梯训练、瑜伽、太极拳以及其他形式的身心合一的方式。如武术、普拉提等形式，丢沙包、踢毽子、斗鸡等游戏。

（二）平衡运动举例

这里仅简单介绍徒手平衡练习、平衡垫练习。

1. 徒手平衡练习

（1）单腿平衡训练

单脚站立，双手打开，尽量保持平衡（见图4-37单腿平衡训练）。

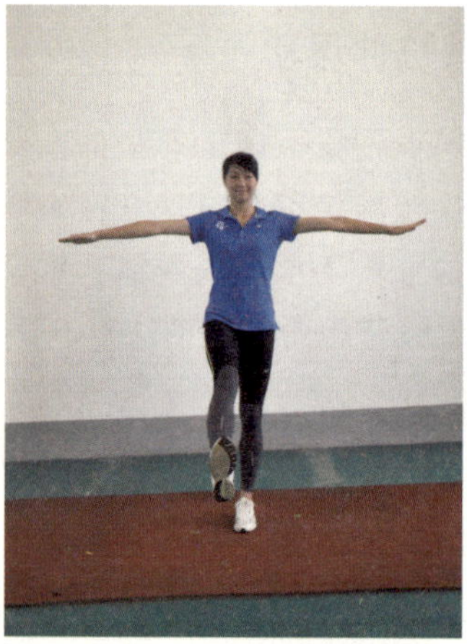

图4-37　单腿平衡训练

（2）单腿后踢

可以作为臀大肌的力量练习，同时可以提高平衡能力。

双脚开立与肩同宽，上身慢慢前倾，同时抬起左腿，直到身体呈T字形（初学者可放低腿的高度，双手打开帮助掌握平衡，有经验的练习者可双手伸向前方）。回到起始位置，换腿练习（见图4-38单腿后踢）。可站在软榻上练习以增加难度。

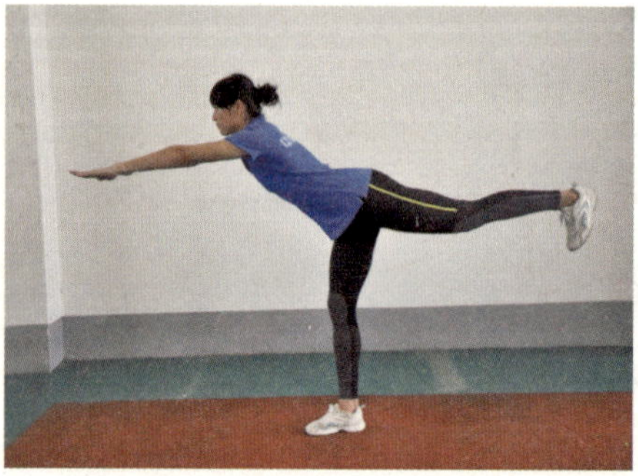

图4-38　单腿后踢

（3）跳“绳梯”

站绳梯的一个格子内，可以做向前、后、左、右及斜位的单脚跳。也可以在地上画一“田”字，做同样的练习（见图4-39跳“绳梯”）。

此项练习适合较年轻、下肢力量和平衡能力较好的患者。骨质疏松患者可先在一个格子里跳，动作要轻柔，并注意防止跌倒。

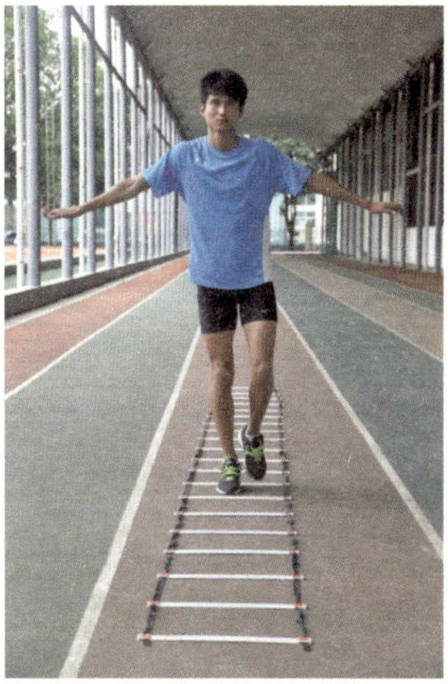

图4-39　跳“绳梯”

2. 平衡垫训练

（1）静态练习

对于平衡训练的初练者，可静站、坐或卧于平衡垫上，感受并调整身体保持平衡（见图4-40双脚站练习、图4-41卧位练习、图4-42单腿站立练习）。

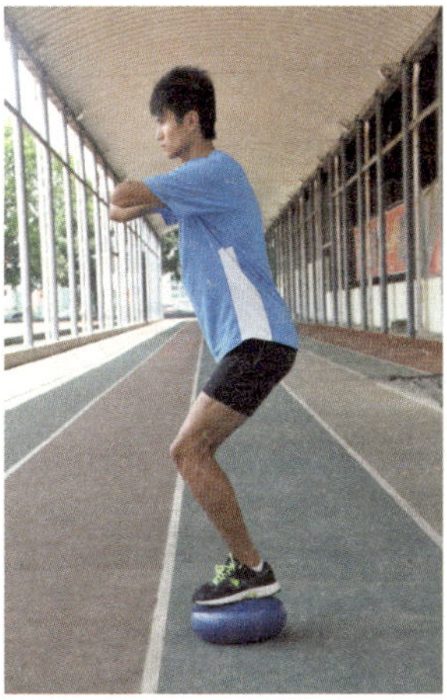

图4-40　双脚站立练习

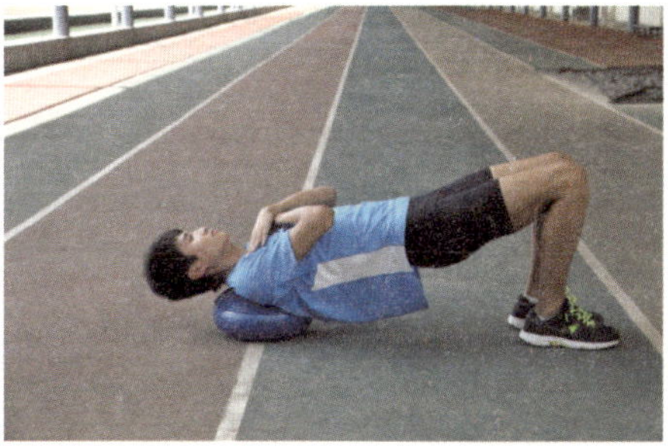

图4-41　卧位练习

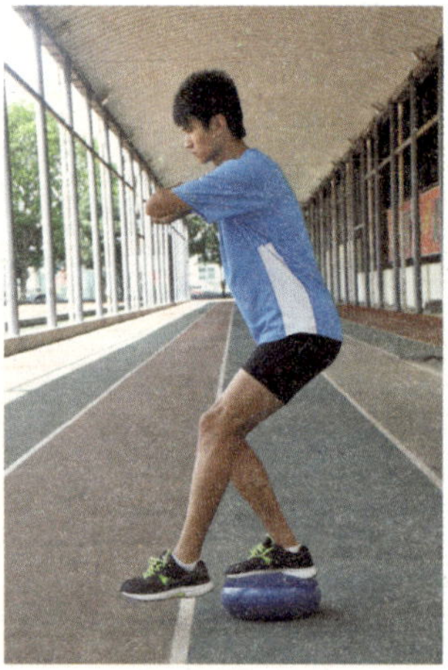

图4-42　单腿站立练习

（2）动态练习

对于运动能力较强的人，可在平衡垫上做蹲起、支撑等一些动作（见图4-43双腿蹲起练习、图4-44俯卧撑练习、图4-45单腿蹲起练习）。

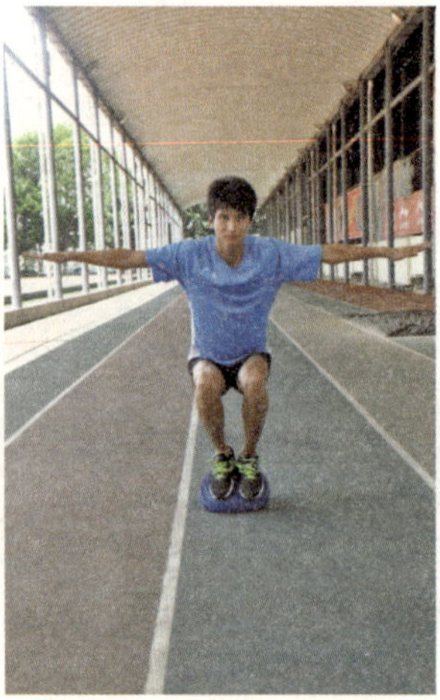

图4-43　双腿蹲起练习

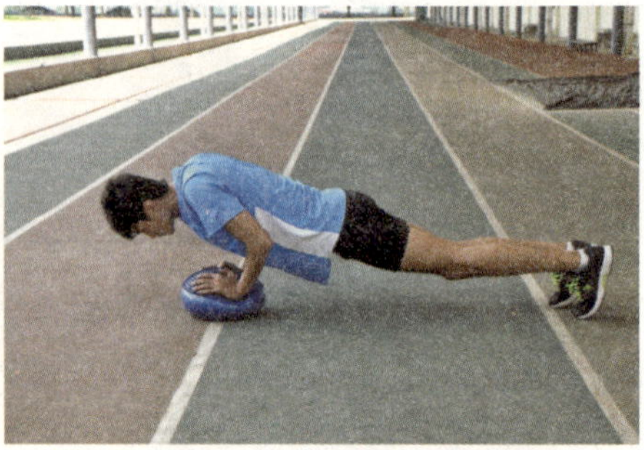

图4-44　俯卧撑练习

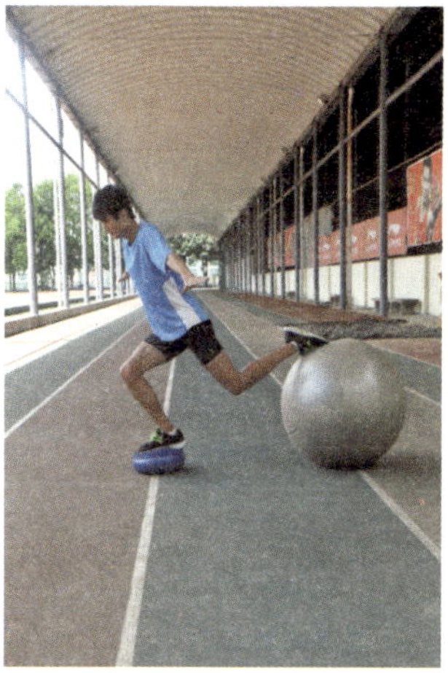

图4-45　单腿蹲起练习

（3）注意事项

•肌肉力量较弱的患者要注意旁边应有支撑物，以防跌倒。

•若家里没有平衡垫，可以用篮球、气排球等放掉一部分气后代替。

（三）平衡训练基本原则

•人体的重心由高到低。

•偏离稳定位置的幅度由小到大。

•从静态平衡练习过渡到动态平衡练习。

•从大支持基底开始，逐步过渡到小支持基底。如从双脚站立至单脚站立，由整个脚掌支撑至脚尖支撑等。

•由睁开眼睛练习逐渐过渡到闭目练习。

第三节　不同运动习惯人群的运动处方

糖尿病患者中，个人的运动习惯差异很大。因此在选择运动处方时，起点也是不同的。有研究发现，只有20%～30%的2型糖尿病患者的运动程度足以提高维持其身体健康。

要想从运动中获益，不论是哪类人群，最重要的是一定要选择自己喜欢的运动方式，或者能与自己的生活紧密联系的运动，并长期坚持下去。其他影响因素还有活动场地是否方便、是否将锻炼时间列入日程表、是否有同伴一起运动以及运动后的感觉如何等。

一、没有运动习惯或停止运动的人群

研究表明，经常进行低到中等强度的规律运动将带来长期的健康效益，并且降低心血管疾病的风险，习惯于久坐的人群采取中等强度的锻炼将获得最大的健康效益。

（一）运动能力较低者

对于没有运动习惯或停止运动的人群，可以在目前活动强度的基础上慢慢增加活动强度，并关注身体可能出现的不适感。日常锻炼目标可以建立在日常生活中，比如步行上下楼梯、乘公交车时提前下车步行一站地。

觉得自己不是运动的料的中老年朋友要记住，并不是只有踢球、跑步、举重等才是运动，较小强度的体力活动比如快走、爬楼、骑自行车、慢行、跳舞等就能让健康获益，重要的是长期坚持。

不过，日常生活中进行的绝大多数短时间的体力活动都是有氧的，因此应该再安排一些力量练习和柔韧性锻炼。

（二）体重超重或者膝关节有问题者

这类人若进行跑步、跳跃等高度撞击活动的时候容易引起膝关节的损伤。

我们推荐骑自行车、划船、游泳、快步走等运动方式。同时增加下肢肌肉力量练习，尤其是股四头肌力量的练习，如靠墙半蹲等。但要注意在膝关节急性损伤期不要做。

（三）伴有慢性并发症者

有调查发现，许多年龄超过60岁的糖尿病患者，因各种原因被保健人员劝阻，不允许参加运动。比如正接受降压药物治疗，有心绞痛症状，存在无症状心电图改变及有运动障碍等。其实，这些并发症没有一项是适当强度有氧运动的绝对禁忌证，相反他们应该增加运动，并且可能是获益最大的人群。

关键是这些人群应该遵循常规运动原则，运动从低强度、短时间开始，逐渐增加运动量，运动中严密观察身体的反应或者通过心电运动试验来确定运动强度等。

（四）安排不出时间或者因天气不好不能出门运动者

曾有一位患者，上班很忙，下班后买菜、做饭、收拾，基本每天都要忙到晚上8点左右， 之后又刚好是喜欢的电视连续剧播放时间，实在不愿意出门。我们教了一套简单的小台阶有氧运动操让她边看电视边做，达到了很好的效果。

其实，本书介绍的徒手力量练习、弹力带力量练习、静力性拉伸练习、平衡能力练习等均可以在家完成。

您还可以选择原地慢跑、跳，原地高抬腿跑、后踢腿跑，侧方跑及向后跑、跳等。有条件的还可以在家中安装功率自行车或跑步机等。

（五）运动太累，坚持不下来

适当的运动后应该让人感到舒服，如果总觉得运动太累，坚持不下来，很可能是运动强度过大了。

为了保证每次运动后感觉良好，你需要调整自己的节奏，也就是根据目前自己的身体状况随时调整活动强度，在感觉不舒服的时候不要强迫自己继续。例如，通过计算得到有氧运动的靶心率范围为88~110次/分钟，你选择了100次/分钟作为靶心率，但在运动过程中却出现上气不接下气或者头晕的感觉，这是运动强度过大的信号，提示需要减速或减少阻力。

如果你正处于伤病恢复期，或者很久没有运动，或者那天感觉不太好，也应当对自己的运动量进行调整。

（六）其他原因

若觉得运动很枯燥，一定要选择一项你喜欢的运动，或者进行多个项目来避免枯燥，可能的话，寻找一位合适的伙伴一起锻炼。

由于运动损伤不能坚持运动，可以参考第六章运动风险早知道。

觉得运动效果不佳的人，很可能是您的处方没有达到要求的强度，或者三天打鱼两天晒网，效果也会大打折扣。

二、有运动习惯的人群

你有运动习惯，非常棒！

那么对于有运动习惯的人来说，首先回顾一下自己的身体状况与不运动时相比，是否有所改善。比如血糖控制情况中有三项内容，做到任何一项都是非常好的（表4-2）。

表4-2　运动与身体指标反应

指标	标准	打勾
血糖（包括空腹血糖、餐后血糖或糖化血红蛋白指标）	血糖波动比以前平稳 血糖稳步下降 血糖基本降至正常	
用药量	用药量（包括胰岛素注射剂量）逐渐减少 已经停药	
血脂	血脂逐渐下降 血脂恢复	
血压	血压逐渐下降 血压恢复正常	
体重（需要降体重的人）	体重指数逐渐下降 体重指数降至正常	
精神状态	明显改善	

如果您有多项打了钩，说明您的运动处方比较合适，很好，继续加油！但要注意在运动能力提高的时候或者身体状态不太好的情况下要调整运动量，注意调整药物用量。

我们看看还有没有值得改进的地方，先回答下面的问卷：

①是否喜欢你目前的运动？会否坚持下去？

②你的运动中是否包括了有氧运动、柔韧、力量、平衡等训练？

③运动后是否监测过心率？

④运动进行得很安全，不会损伤你的关节、肌肉和心脏？

⑤有没有低血糖发生？如果有，发生频繁吗？

⑥运动后是否觉得疲劳至第二天都不能恢复？

⑦你的运动效果是否没有刚开始好？

如果前①～④项有一项以上答“否”或者⑤～⑦项有一项以上回答“是或有”，那么您的运动处方可能需要调整或改进。

第五章 运动风险早知道

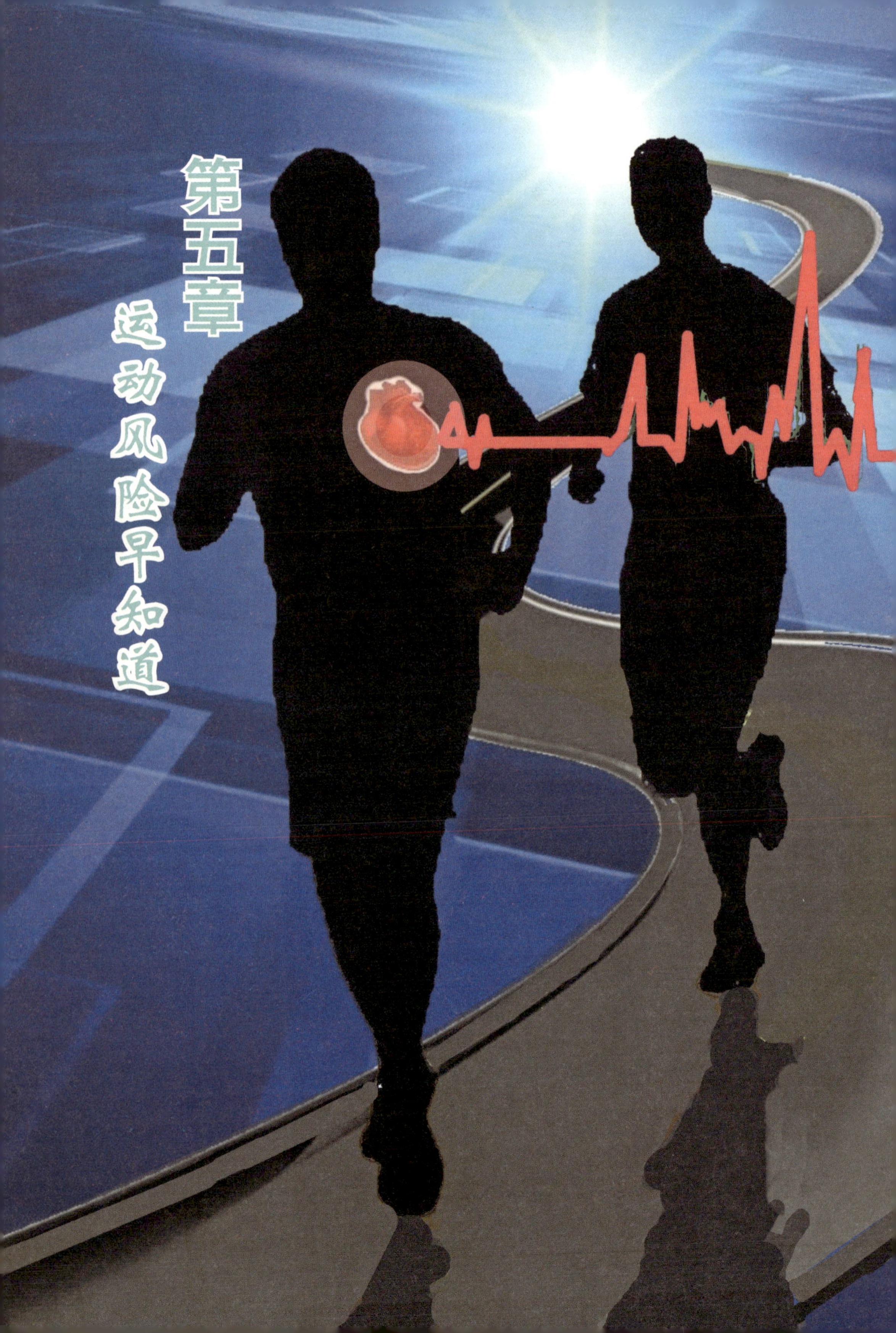

对于大多数糖尿病患者来说，从事一项适合自己的运动几乎没有危险，但由于糖尿病患者可能存在的血管和/或神经病变，使其运动风险远高于普通人，尤其是选择了不适当的运动，更易造成身体的伤害。通过适当的临床评估和个体化的运动安排可使这些风险变小，甚至避免运动风险的发生。因此，了解运动的可能风险以及如何规避至关重要。

本章主要介绍常见运动风险及处理方法。

第一节 低血糖

一、潜在危险

危险指数：★★★★★

潜在危险：运动可降低血糖，但有时也会引起血糖过低而发生低血糖。如果运动中或运动后出现饥饿感、心慌、出冷汗、头晕及四肢无力或震颤，甚至出现昏迷，提示有可能出现低血糖。由于大脑等重要器官一刻也离不开糖，低血糖比高血糖危害更大。值得注意的是，低血糖在运动中和运动后均可发生，甚至可能延至运动后24小时发生。

二、高危人群

1型糖尿病患者和使用磺酰脲类、胰岛素或胰岛素促泌剂治疗的2型糖尿病患者易发生运动相关的低血糖。

服用二甲双胍或α-葡萄糖苷酶抑制剂的2型糖尿病患者，不易发生低血糖。仅通过改变生活方式来控制糖尿病的患者，运动时出现低血糖的可能性最小，因此，没有必要采取严格的措施。

三、处理

（一）现场处理

运动中低血糖和迟发性低血糖，均应立即进食含10～15克碳水化合物的食物，一般在休息10分钟左右后低血糖可缓解，15分钟后血糖如果仍低于3.9mmol/L（70mg/dl），再给予含同等量的食物。

（二）后续处理

进食后未能纠正的严重低血糖应送医疗中心抢救。

四、预防措施

（一）糖尿病教育

对儿童和青少年糖尿病患者和监护人进行糖尿病和运动相关知识的教育，告知他们低血糖的紧急处理方式，是预防和及时纠正低血糖的必要措施。

（二）运动前后碳水化合物的补充

尽可能在饭后1～2小时参加运动，不在空腹时运动。

1. 运动前的措施

1型糖尿病患者运动前的血糖浓度低于7mmol/L（126 mg/dl），很可能在运动中发生低血糖，建议额外摄入吸收迅速的碳水化合物。

对于使用胰岛素或胰岛素促泌剂的2型糖尿病患者，运动前血糖低于5.55 mmol/L（100 mg/dl）时，可进食15克的碳水化合物后再开始运动。

大多数用饮食或其他口服药（非胰岛素促泌剂）控制糖尿病的患者，在进行持续时间少于1小时的运动时，运动前不需要补充碳水化合物。剧烈的短期运动，一般不需要摄入碳水化合物。

2. 运动中的措施

运动时间过长，运动中要注意补充少量含糖饮料。

3. 运动后的措施

长时间大运动量的运动，如郊游、爬山等，运动后1～2小时有发生低血糖的可能，所以运动后饭量适当加大，并禁忌饮酒。

高强度的运动，尤其是对于使用胰岛素或胰岛素促泌剂的患者，会导致肌糖原大量消耗，进而使运动后低血糖风险增加。在这种情况下，需在力竭后30分钟内摄入5～30克碳水化合物，以降低低血糖发生的风险，有效恢复肌糖原储备。

（三）睡前血糖监测

如果睡前血糖小于7.0mmol/L（126 mg/dl），预示患者夜间可能会发生低血糖，建议睡前进食一定量的碳水化合物。

（四）调整药量

大多数药物并不影响运动，但需排除β－受体阻滞剂、一些利尿剂和他汀类药物。使用胰岛素或某种胰岛素促泌剂的糖尿病患者要注意调整药物剂量。

从事中等强度以上的运动且持续时间长，可适当减少运动前胰岛素或口服降糖药的药量。除了低血糖发生时立即进食之外，如果次日仍然进行同等量的运动，要立即对次日的降糖药物或胰岛素进行调整，以防再次发生低血糖。若有条件，运动前准备胰高血糖速针剂，把注射方法简明扼要地列出。若出现低血糖，清醒时自己注射；若神志不清，他人可根据病人写出的注射方法为其注射。

（五）注射胰岛素注意事项

1型糖尿病患者的胰岛素注射总量若超过0.7U/kg，低血糖的发生率大大增高，要加以注意。

避免在胰岛素或口服降糖药作用最强时运动，例如短效胰岛素注射1小时左右不参加运动。因为运动既消耗葡萄糖又增加血液循环而加大药物降糖作用，易发生低血糖。运动时胰岛素注射部位原则上以腹壁脐旁为好，尽量不选大腿等运动时剧烈活动的部位，以免加快该部位的胰岛素吸收，诱发低血糖。

在注射胰岛素后吃饭以前也要避免体育活动，以防低血糖的发生。

第二节　高血糖和酮症酸中毒

一、潜在危险

危险指数： ★ ★ ★ ★ ★

潜在危险： 酮症酸中毒是一种致命的糖尿病急性并发症。糖尿病患者体内胰岛素严重缺乏、糖代谢异常或含糖食物摄入过少时，机体就不得不通过分解脂肪获取能量，此时尿液和血液中出现酮体。大量酮体的产生和聚积可使机体发生酸中毒，导致各种代谢紊乱，从而出现一系列的临床症状，严重者可出现昏迷甚至死亡。这便是糖尿病酮症酸中毒。

二、高危人群

常见于1型糖尿病患者，如果运动前注射的胰岛素剂量不足，运动中儿茶酚胺等胰岛素拮抗激素分泌增多，可导致脂肪酸分解增强，出现高血糖甚至酮症酸中毒。

空腹血糖大于16.8mmol/L（300mg/dl）而没有酮体时的严重2型糖尿病患者或血糖波动明显的糖尿病患者，应使用预警提示。

2型糖尿病患者参加剧烈运动时，尤其是有胰岛素缺乏的血糖控制不佳的患者，可出现短暂或长时间的高血糖状态甚至酮症酸中毒。

三、处理

本身为酮症酸中毒者禁止运动。运动后出现酮症酸中毒等应送糖尿病医疗中心进行治疗。

四、预防措施

重型糖尿病患者，在没有注射胰岛素时不要进行体育锻炼，以防发生酮症酸中毒。

选择适当的运动处方，运动强度不宜过大。

运动中注意补充水分。如果运动中水分丢失过多，且不能得到有效的补充，严重者可能会诱发酮症酸中毒发生。

美国糖尿病协会特别提出，1型糖尿病患者存在高血糖和酮症酸中毒的情况下应当避免运动。

2型糖尿病患者只要感觉良好，一般不需要因为高血糖而延缓运动，但在进行较高强度的体育运动，血糖升高到16.7mmol / L，一定要确保补充足够的水分。

第三节　自主神经紊乱带来的危害（血压/心率变化）

这一类危害包括：运动心率不增加、体位性低血压、高血压、猝死。

一、潜在危险

危险指数：★★★★★

潜在危险：对正常人来说，随运动强度的增加，心率会加快，自主神经损伤后，可导致静息状态下心动过速，运动时心率反而不会增加，从而造成运动时供血不足，出现严重心慌、气短、头晕等症状。

自主神经发生病变，还可发生严重的体位性低血压，出现头晕、心慌、眼前发黑、耳鸣，甚至摔倒或神志不清等脑供血不足的表现，这是由于血管不能及时收缩以维持正常血压的缘故。

心血管植物神经病变使体位性低血压、无症状性心肌缺血或静息时心动过速的发生频率增加，还可以降低运动的耐力和最高心率。

由于心脏自主神经病变，心脏易发生心搏骤停而猝死。

小知识

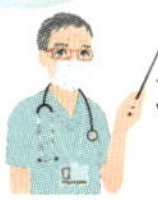

运动使血压升高还是降低？

运动中收缩压升高：正常人运动过程中动脉收缩压升高6.7～9.3kPa。运动使心输出量从静息时5～6L/min上升到运动峰值时20～25L/min，以适应运动的需要。舒张压不变或下降0.5～1.87kPa。这是因为运动时血管扩张，总外周阻力下降所致。若运动后血压不降反增，提示心脑血管危险因子增大。

二、诱发因素

剧烈运动可能诱发低血压或者高血压。

运动中大量出汗导致过多体液丢失，可使体位性低血压明显加重。

三、处理

（一）现场处理

立即停止运动，若出现低血压时要先平躺，改变体位时要动作缓慢。心跳、呼吸停止者，应立即进行心肺复苏等。

（二）后续处理

症状严重者，立即送医疗中心抢救或呼叫急救中心出诊。

四、预防措施

对于静息状态下心动过速的患者（安静时心率可超过90～100次/分钟），不能用心率作为衡量运动强度的指标，最好通过心电运动试验确定运动强度。也可以通过血乳酸监测来判断运动强度。

一定要注意在运动前、中、后补充水分和电解质。

既往有过体位性低血压的患者，尽量少做大幅度的变换体位的动作，如突然的弯腰、低头等动作。当动作幅度较大时，速度一定要慢。

运动中注意观察自身的感觉，若出现头晕、眼前发黑等任何不适时，立即停止运动。

第四节　心梗/无痛性心梗

尽管冠心病患者在运动中发生急性心肌梗死、心律失常或脑出血所致猝死的发生率不高，每100万小时的运动中仅发生0～2例，但因其后果严重，仍值得我们关注。

一、潜在危险

危险指数：★★★★★

潜在危险：运动时心脏负荷增加，可能出现心肌缺血甚至心梗，据调查，每百位心肌梗死患者有4~5位为运动不当诱发。糖尿病患者发生心肌梗死时多呈无痛性，可造成病人得不到及时诊治而亡。有研究对无痛性心梗和有痛性心梗两组患者做对照观察，急性期死亡率前者为20%，后者为4.9%。

二、高危人群

心脏病患者，或选择了不适当的运动均可诱发心梗。

有自主神经功能紊乱的患者容易发生无症状性心肌缺血。

三、处理

（一）现场处理

对于有心血管并发症或自主神经功能紊乱的患者，运动中要严密监测，运动若出现胸闷，心前区压榨性疼痛，甚至放射至颈、颌、手臂、后背及胃部，伴有气促、出汗、寒战、恶心、眩晕、意识障碍、昏厥等症状，应判断发生了心脑血管意外事件，立刻停止运动，并可先服硝酸甘油等药物。

（二）后续处理

呼叫急救中心出诊。

四、预防措施

已确诊的心血管疾病并非运动的绝对禁忌证，但合并有心绞痛、被认为有中度或重度的2型糖尿病患者，应该尽可能在有监督的心脏康复计划下进行运动。

糖尿病患者在制定运动处方前要查心电图，若患者有心血管并发症，最好通过心电图运动负荷试验确定运动强度。

运动处方的实施过程中，由于内脏惰性现象，一定做好充分的热身运动。

第五节　加重微血管并发症

一、潜在危险

危险指数：★★★★

潜在危险：伴有严重的视网膜病变者（增殖性视网膜病），运动量过大会加重眼底病变，增加眼底出血的机会。伴有较重的肾病患者，运动量过大可能会增加蛋白尿，加重肾病的发展。

二、预防措施

有视网膜病变的患者需要根据病变的严重程度接受规律的检查。在为增殖性视网膜病变或者玻璃体积血的患者制定运动处方时，要避免包括重击、跳跃、反复震动、举重、倒立、高强度有氧运动及含屏气动作的运动等。步行、游泳、低强度有氧运动和骑固定脚踏车都是比较合适的运动。

运动期间的血压增加，可能会瞬间升高尿微量白蛋白水平，但是对于肾病患者，有氧运动和力量练习都可以改善其生理功能和生活质量，并且力量练习在改善肌肉功能和生活质量方面特别有效。

2010年美国运动医学会/美国糖尿病学会糖尿病运动指南提出：微量蛋白尿的出现，并非提示身体活动受限。推荐有肾脏病变的糖尿病患者即使是透析期间也要进行身体活动。但显性肾病的患者，在身体活动前应仔细检查心血管植物神经病变、心率和血压变化情况，经医生批准才能运动。运动从低强度始，避免持续闭气用力（如咳嗽、提举重物、用力排便等）或高强度的身体活动，以防血压增加过度。

第六节　外周神经病变可能带来的运动风险

一、潜在危险

危险指数：★★★

潜在危险：糖尿病患者外周感觉神经病变时，痛觉减弱或消失。疼痛是一种保护因素，如果病人运动中被磨出水疱或有小伤口而无意识，极小的伤口都可能是糖尿病足截肢的导火索。震动觉减弱或消失，震动觉也是一种保护因素，运动过程中能使人主动避免过度的震动，从而减少损伤。位置觉减弱或消失及运动神经病变、肌无力，会增加运动中跌倒的风险。

二、处理

运动后注意检查足部，出现伤口要及时处理。

三、预防措施

- 控制好血糖是减少高糖对神经损害的最基本措施。
- 所有患者需要接受周围神经病变、足部畸形或者关节退行性变等疾病的筛查，继而避免运动损伤，并且能获得有关足部护理方面的建议。最近的研究表明，适度行走并不增加足部溃疡的风险。
- 有周围神经病变而没有急性溃疡形成的糖尿病患者，可以参加中等强度的承重运动，但运动中一定要注意足部的负重情况，运动后一定要检查足部。注意运动场地的软硬度。在做跳的动作时有意识地保护自己的身体。
- 足部溃疡认为是负重练习的绝对禁忌证。在这种情况下，非负重运动（例如骑车、游泳、划船和上肢运动）更适合这些患者。
- 位置觉减弱的患者要强化平衡能力训练。
- 肌力减弱时要加强相应肌力的训练。

选择在平坦而有一定弹性的木地板、塑料地板或草地上运动，尽量避免在水泥地上进行运动；注意力集中；锻炼前检查健身器械的稳定性。

第七节　运动损伤

大众健身活动中，最容易引起运动损伤的行为有：运动前不做准备活动；运动中技术动作不规范；运动后不放松；没有良好的规律习惯，很久才运动一次，每次运动又超过自身承受力；长期规律运动者也可因某些部位长期负荷出现慢性劳损。

一、潜在危险

危险指数： ★★★★

潜在危险： 运动可引起肌肉韧带拉伤、关节损伤或者骨折。当身体的某部位承受了过度的力量时，就会受到损伤、撕裂乃至扭伤。这些运动伤害通常会引起疼痛，适当治疗后就会缓解，但如果错过治疗时机，就会转为慢性疼痛且会变得很难处理。尽管进行中等以下强度的有氧运动出现骨折的可能性不大，但由于存在神经病变、血管疾病和相应的骨密度降低，糖尿病患者仍存在下肢应力性骨折的风险。

二、高发人群

高发人群主要有高龄运动者、有既往受伤史和身体状况较差的人群。

（一）高龄运动者

随着身体衰老，老年人的肌腱、韧带、筋膜等各种结缔组织的强度和韧性都逐渐降低，因此更容易引进运动损伤。

（二）以前受过伤的人

以前受过伤的人尤其容易受伤。受伤的休养期可能会产生一定程度的肌肉萎缩和无力，因此恢复训练后这些发生变化的肌肉结构就会更容易受伤。如膝关节损伤后，腿部的肌肉力量变差，再进行大强度运动很容易产生肌肉疲劳，导致膝部韧带和腿骨的损伤。

（三）绝经期妇女

绝经期妇女很可能有骨质疏松问题，这种情况下即使中等强度的活动也可能造成骨折。

（四）患有风湿病的人

反复发作的关节炎和肌腱炎是此类疾病的警报信号。

三、可能出现的问题及处理

（一）肌肉韧带急性拉伤（闭合性损伤）

1. 现场处理

现场处理四步：局部制动、冷敷、加压包扎、抬高患肢。

让受伤的部位局部休息是治疗过程中至关重要的一步（即局部制动）。继续让受伤的组织受力，伤势就不可能好转。休息并不意味着彻底停止所有的运动，而是停止引起损伤加重的运动或动作，或者通过夹板和支架来固定、保护受伤的部位。

若怀疑有骨折或严重的韧带撕裂，应尽快送至医院。

问题1：急性肌肉韧带拉伤后即刻，是冷敷好还是热敷好？

答：任何新伤都不应该热敷处理。

很多人受伤后会用药酒擦、用热水敷或者按揉伤处，当时也许会觉得舒服，但之后常会发现肿胀和疼痛加重。为什么会这样呢？打个比方，如果家里的水管爆裂了，我相信所有的人都知道先堵住水管，不让水再流，然后才会去清理积水。急性扭伤时的毛细血管破裂出血也是一样的道理，必须先让血管不再出血，采用的手段就是冷冻、加压包扎及局部制动，从而达到让毛细血管收缩，减少出血肿胀、减轻疼痛及痉挛，缩短康复时间的作用。等24～48小时血管愈合后再热敷、擦药，以促进渗液吸收。

运动员常用冷镇痛喷剂或冰袋冷敷，若受伤现场没有这两样东西，也可以用冷水冲受伤部位，或者在附近的商店里买冰水、冰棒等冷敷。爱运动的人还可在冰箱里冻些冰块，装在塑料袋里（或暖水袋中）自制成冰袋。

2. 注意事项

（1）冷敷注意事项

冷敷时必须使用毛巾、塑料布等隔离物，甚至可以采用将受伤肢体放入冷水中浸没的方式降温。但不要持续、静态地冷敷，冷敷20分钟，将冰移走1小时，再重复，直至疼痛得到缓解。或者用冰块在受伤部位按摩，一次也不要超过20分钟。

（2）加压包扎注意事项

加压包扎要力度适中，注意观察露出脚趾或手指的颜色。若出现疼痛、皮肤变色、麻木、刺痛等症状，表示包扎太紧，应解开弹性绷带重包。弹性绷带包扎维持18～24小时，睡觉时可将绷带拆去。

伤后24小时内尽可能持续抬高患肢至高于心脏的位置，减少血液循环至伤部，避免肿胀，比如睡觉的时候可以在小腿下面垫个枕头。

（二）小腿疼痛/小腿痉挛

肌肉痉挛俗称抽筋，多发于小腿三头肌（腓肠肌）群，表现为该肌群的强直性收缩，疼痛而不能活动。

1. 可能的原因

热身和放松运动不充分；走路过多、过快； 运动中大量脱水；电解质（尤其是钙离子）丢失过多；寒冷刺激等。

2. 现场处理

- 以相反的方向对痉挛的肌肉进行持续牵拉。
- 牵拉时用力要均匀、缓慢，防止造成肌肉拉伤。

比如小腿三头肌（腓肠肌）痉挛时，伸直膝关节，用力将踝关节充分持续背屈；足部屈拇肌和屈趾肌痉挛时，用力将足或足趾背屈。

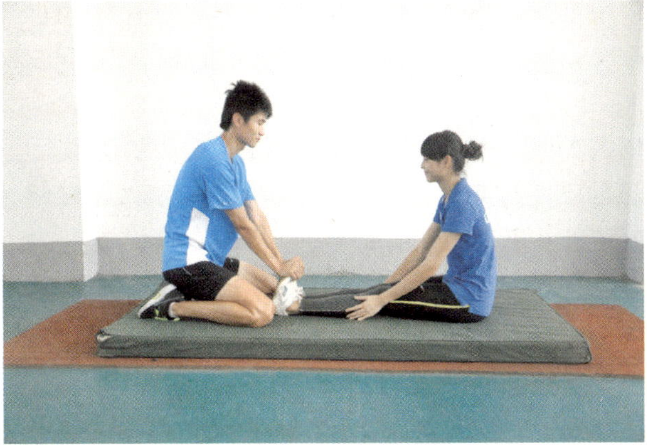

图5-1　小腿三头肌牵拉

3. 预防措施

运动中确保鞋袜合适，并保持脚和脚趾放松；运动中逐渐增加运动的强度和频率；走路、跑步、跳舞时，注意脚尖离地时不要过度用力；在天气炎热或大量出汗时要及时补充水分和电解质；冬季训练要注意保暖；剧烈运动后，不能立即游泳，需先休息，待不再出汗及体温降低后，再用冷水浇，待全身适应后方可下水；感到很疲劳或饥饿时不宜进行运动。

（三）膝盖酸痛/脚踝酸痛

膝盖或脚踝酸痛是由于运动过快、冲击过大，关节承受的压力过强造成的，因此应尽量减少对关节的冲击。要想在减速的同时保持心率，可以通过让上肢做更多的活动来维持心率。在整个运动计划中应包括膝盖和脚踝的强化训练。

（四）颈部/背部不适

为了防止出现颈部或背部不适，要注意以下方面：

（1）热身运动要包括背部的拉伸训练。

（2）运动中保持正确的姿势可以减轻颈部及背部不适。正确姿势是：运动中肩膀放松、下颌中正、头部没有过多弯曲或拉伸的动作。

（3）对于既往有背部问题的人群，少做大幅度的扭转运动，比如高尔夫、网球、举重等。而游泳和水上运动尤其适宜有背部问题的人群。

（4）喜欢骑车的人群要注意选择合适的车型、座位高度以及车把手，否则可能引起生理问题，尤其是膝盖和颈部疼痛。

尝试不同的车型和把手来寻找令颈部受力最小的类型。

调整合适的座位高度的方法：坐在座位上，脚放在脚蹬上，当转到脚蹬的最低处时膝盖几乎是伸直的。

四、运动损伤的预防措施

（一）运动前认真做好准备活动

运动前认真做好准备活动，尤其是安排针对容易受伤部位的热身活动；把易伤关节的包扎固定作为一项准备活动的内容，尤其是有关节病变者运动时戴上关节保护带（护膝、护腕、护腰带）；踝关节的损伤包扎时要注意，打绷带的方向若相反反而会加重损伤（穿舒适的运动鞋进行运动，禁止穿皮鞋、高跟鞋进行运动）。

（二）运动中要避免过度疲劳

逐渐开始有氧活动和逐渐停止运动。损伤多出现在疲劳期或运动后期，此时各种物质大量消耗（包括糖原、水分等），体力下降、注意力下降、大脑对运动的判断能力也下降，动作变形、容易出错，因此要避免过度疲劳运动，同时在运动前、运动中注意补充能量、电解质和水分。若运动中感觉身体不适，一定要立即处理，决不要忽视疼痛。

（三）运动后要做拉伸放松

运动后可以根据训练项目选择自我拉伸动作，以放松酸痛的肌肉，如骑自行车后拉伸股四头肌，划船后拉伸上肢肌及背阔肌、胸大肌等。

（四）要选择正确的运动方式

老年人应避免运动量过大、过猛、强度过大的激烈活动。体重较重的人容易出现膝关节负荷过重而受伤，则可以选择游泳、瑞士球等。

骨骼肌损伤与运动的时间和强度密切相关，对于一些反复慢性损伤，可采取限制运动强度和运动时间，或者改变运动方式来实现。

（五）加强薄弱肌肉的锻炼

肌肉力量薄弱、动作不正确也是造成损伤的重要因素。如股四头肌力量薄弱容易引起膝关节疼痛、腰肌力量薄弱容易腰扭伤等。因此，锻炼相关的肌肉也是预防损伤的重要措施。

（六）其他

骨质疏松者应选择适当运动，平时注意补充维生素D、钙和氯离子以减少患骨质疏松的风险。已经患有骨质疏松的绝经期妇女在开始运动之前，应征求内科医生或内分泌专家的意见。冲击性过强的跑、跳动作以及弯腰、后仰幅度过大的动作要慎做。

第八节　运动禁忌证

以下患者在病情控制之前禁止运动：1型糖尿病患者存在高血糖时；合并有酮症酸中毒的患者；合并心、肝、肾功能衰竭，严重的心脏病变及肺功能障碍者；合并急性感染，活动性肺结核的患者；严重的心脑血管疾病者（如不稳定性心绞痛、严重心律失常、一过性脑缺血发作和脑出血等）和严重的高血压患者等。

尽管运动会对微血管和大血管并发症带来潜在的危害，但是运动所带来的益处明显超过这些危险。

第六章 出发去运动

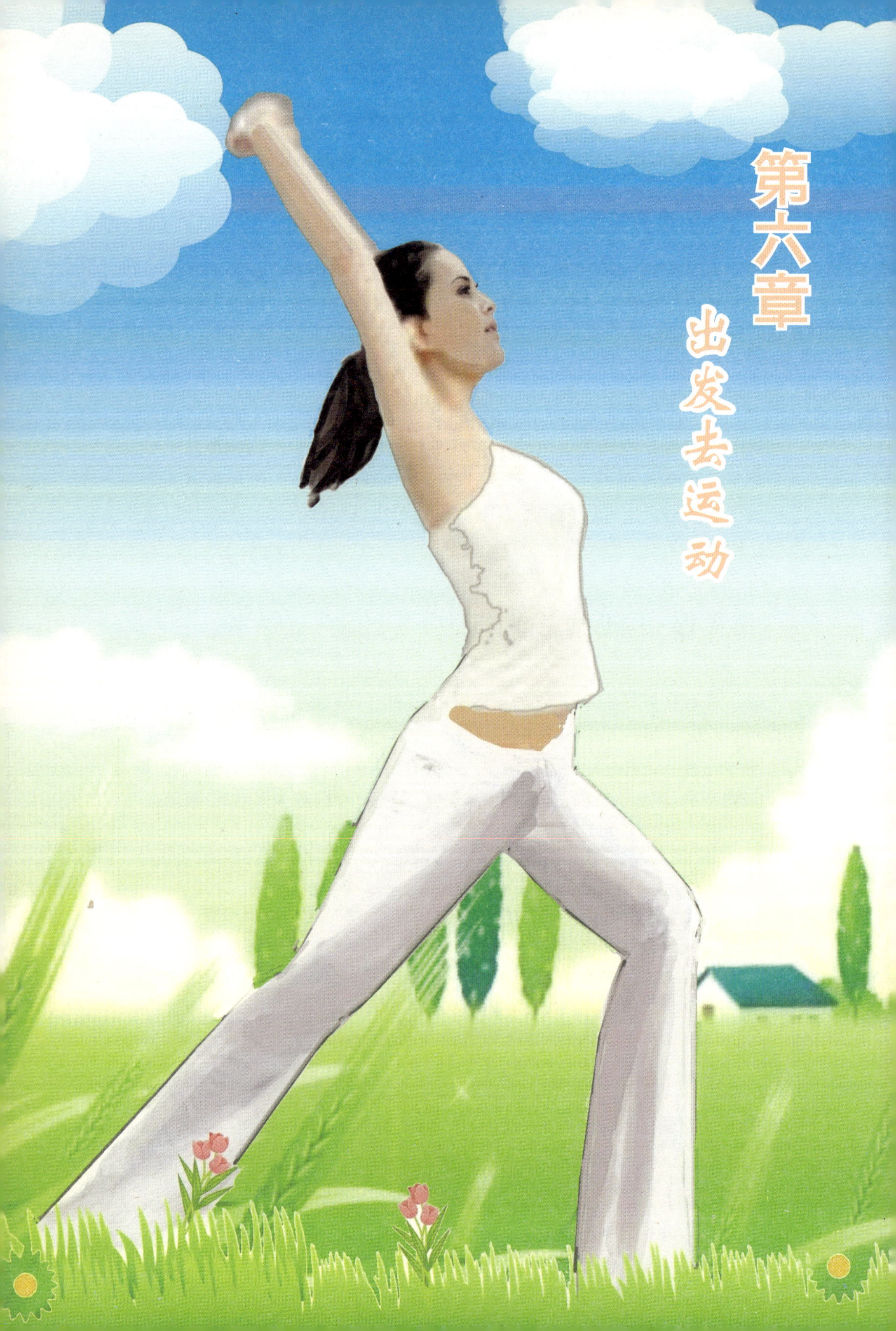

第一节　运动处方具体实施

一、做好出发前的准备

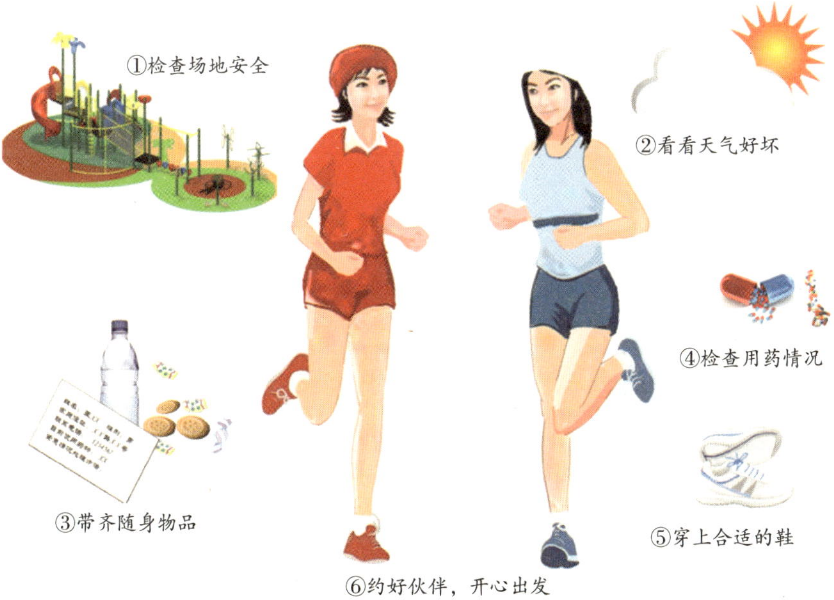

图6-1　做好出发前的准备

（1）要提前到运动场地了解地面是否平整、环境是否安全。

（2）恶劣天气时要选择室内的运动，不要在烈日下或在寒风中运动。

（3）随身携带的物品有：

* 糖果、饼干等食物。进行长时间的运动或者间隔较长时间没有进食的时候，一定要注意提前补充食物，最好不要等到出现低血糖时再补充含糖食物。

* 水或饮料。

* 糖尿病卡（放在易发现的地方）。卡上有病人的姓名、住址及电话号码，用药剂量以及出现意外时他人应如何处理等。

（4）注意运动与饮食、药物之间的配合。

* 避免空腹运动，在锻炼前应喝一杯牛奶或吃几块饼干。

* 运动时间最好选在饭后1小时，运动前可监测一次血糖。

* 注射胰岛素的病人最好不要注射在四肢，运动会加快胰岛素的吸收，容易出现低血糖。

（5）选择合脚、舒适、透气性好的运动鞋袜，保护足踝部免受损伤。

（6）运动时最好有伴，出门时要告诉家人将要去的地方。不要把运动当作一个负担，要带着愉快的心情出发。

二、运动中的三个阶段

不论是有氧运动还是力量练习均分热身运动、主体运动和整理运动三个阶段。

（一）热身运动：5～10分钟

适当的热身运动对防止受伤非常重要，因为它可以使身体对将要进行的活动做好准备。

有氧运动前要进行全身热身和柔韧性拉伸。可以先从缓慢伸腰、踢腿等动态拉伸开始，然后是全身热身——可以是快走前的慢步，再逐渐加快步伐；快节奏音乐之前的缓慢健身操；加速骑车前缓慢、小阻力的骑车运动等，直到心率达到要求次数。

力量练习前可以做些慢跑使全身热起来，再将需要进行的力量练习的部位充分拉伸。

（二）主体运动：20～40分钟

主体运动是运动过程中最重要的部分，可以是有氧运动、力量练习和平衡练习等，其运动强度和运动量均需达到要求。比如，进行以降糖为目的的有氧运动时，一定要达到中等运动强度，持续至少20至40

分钟等。

注意事项：体质较弱、无运动习惯者在刚开始锻炼时，可先从10分钟的主体运动开始，然后逐渐延长，运动强度也由较低强度逐渐过渡到较大强度的运动，还可以分次完成。

（三）整理运动：10分钟

运动即将结束时，最好再做10分钟左右的整理运动，不要突然停止。例如，在快走后逐渐将速度降低；以缓慢、放松的蹬车频率结束骑车运动；以缓慢的划水结束游泳。结束后一定要做柔韧性的拉伸练习。拉伸练习可以减轻剧烈运动后的肌肉酸痛，还可以增强整体柔韧性。

如果以下肢运动为主，股四头肌、大腿后群肌、小腿后肌等都是重点拉伸的部位。如果是打羽毛球、篮球等还要增加上肢肌肉的拉伸等。

三、运动中水分或食物的补充

运动中水分或食物的补充因人而异，与运动时间和运动量密切相关。大致分为三种情况：

（1）运动时间不长（不超过1小时）、运动量不大，出汗不多时，以补充水分为主。白开水、茶水等都可以。

（2）尽管运动时间不长，但容易出现低血糖者，除水分之外，还应补充少量含糖的食物。含糖食物可以是液体的，如含糖的饮料、酸牛奶等。也可以是固体的，如2~3粒糖块、一小块蛋糕和几片饼干等；

（3）运动时间较长、运动量较大、出汗较多时，肌糖原大量消耗，水和电解质大量丢失。要充分补充水分、电解质和糖类。比如，淡盐水、运动饮料及含糖食物等。

注意事项：运动前要补足水分，不论何种情况，患者都不应在脱水的情况下进行运动；不要等到口渴了才想起补充液体，运动中可少量多次补充，比如每隔15~20分钟喝一口等。

四、运动中自我检查

（一）简单判断有氧运动是否过量

有氧运动中若出现以下表现和症状，则预示运动量过大，应当减量：大量出汗、脸色过红、呼吸困难、无法跟上常规的运动节奏、表情痛苦、胸闷、皮肤苍白或过红、倦怠、意识恍惚或混乱、恶心、眩晕、心率过速。

（二）简单判断力量练习是否过量

1. 酸痛和酸胀

力量练习后出现轻微的酸痛或酸胀感是正常现象。一般情况下1、2天内这种酸痛或酸胀感会逐渐消失，但若第4、5天或者到下次训练前还有明显的酸痛或酸胀，则表明运动过量了。

2. 酸胀感之外的疼痛

力量练习过程中或力量练习后若出现了慢性持续性疼痛，就表明运动过量或运动不当，最好咨询运动医学医生。

以下建议应该对你有帮助：做好充分的热身运动、减轻重量、减小运动范围，使运动不出现疼痛，如果改变后仍有疼痛则干脆停止引起疼痛的动作或者项目，改为其他部位的运动或其他不引起疼痛的项目。

五、运动后自我检查

（1）每次运动后应检查足部皮肤是否破损，并及时处理，破损严重者最好去医疗机构处理。

（2）运动后最好能进行血糖检测，并可与运动前的血糖进行比较。

（3）还应注意自己是否出现过度运动症状：睡眠障碍、关节肿胀或疼痛、食欲变差、停止运动5分钟后心率依然较高（超过120次/分），如果有则要减小运动量。

第二节　运动计划调整

定期测量体重、体脂量、肌力，检测血糖和血脂等代谢指标，评价运动疗法的效果。

一、增加或减少运动量

运动计划要根据监测结果及患者的实际情况进行调整，糖尿病患者心肺功能明显提高时、做同样的运动后运动中心率会下降，若心率已降低到目标心率以下，就达不到有效运动量，此时可增加运动量也可以尝试新的运动项目。

增加运动量要遵循由少至多、由轻至重、由简至繁及有一定恢复时间的原则。

坚持长期规律运动是保持良好效果的重要因素。但糖尿病患者有时由于病情变化、身体健康状况等的限制，不能再保持原有的治疗，要适当减少运动量或难度，甚至停止规律运动。

二、停止规律运动后该如何选择运动

运动应该持之以恒，然而有时也难免因各种原因不得不停止规律的运动，我们应该知道停止规律运动多久，以前的运动效果会消失。

如果停止运动两周，则运动能力就会显著下降，停止规律运动4～12周，已提高的心脏、呼吸水平可下降50%。停止10～8个月后，身体机能就会回到锻炼前的水平。

因此如果停止运动时间较长者，最好能重新评估自己的运动能力，重新制定运动治疗方案。

三、如何自我判断这一段时间的运动是否适量

一段时间的运动后，想判断自己的运动是否适量，可以通过以下表现自我评价。

（一）运动适量的表现

1. 糖尿病病情稳定，用药量逐步减少

运动的近期效果是降低血糖，远期效果是减少降糖药物的应用。对于需用胰岛素治疗的糖尿病患者，规律适当的运动可使血糖稳定下降并提高胰岛素的作用。口服降糖药的患者可在医生的指导下逐步减少药量。

运动效果好，则低血糖发生频率减小。若低血糖发生频率高，提示血糖波动大，控制不佳。

2. 血压稳定

晨起卧床血压维持在相对稳定的范围，说明血糖控制较理想。如果安静血压比平时上升20%左右且持续2天，可视为机能下降或过度疲劳。

3. 体重稳定

体重基本稳定或缓慢下降，即使是以减体重为目的的运动，也不是体重减得越快越好，一周内体重下降最好不要超过1～1.5千克。

4. 饭量不大起大落

运动之后很多人胃口好了，吃饭自然也多了。如果在连续一周每日的进食量超过平常的3倍，或出现少于1/3，都可能是运动过量，最好能找专业医生或运动指导专家调整运动量。

5. 睡眠质量好

正常睡眠时间应在每日6～8小时。参加体育活动后，睡眠质量好、能

按时起床，说明运动量合适；如果每日睡眠不足4～5小时或嗜睡超过10个小时，可能都是身体的不良反应。

6. 运动后精神好

运动过后，稍有疲劳但是还有继续锻炼的兴趣，对日常工作、学习没有特别的影响，就是适量。在初锻炼中，如果发现上班时经常犯困，又没有其他原因，就可能是运动量过大。

（二）运动过度的症状

若出现以下症状，则提示应当降低运动强度、持续时间和频率：①不希望减肥的情况下出现了体重下降；②晨起心率高于正常值；③不明原因的青紫；④失眠或睡眠差；⑤日常生活受影响；⑥肌肉持续疼痛；⑦持续关节疼痛；⑧食欲减退；⑨不能缓解的疲劳感。

问题①：我天天做家务活还要运动吗？

答：是的。

首先，为了达到治疗目的，糖尿病患者的活动强度应在4~5.9MET，但大多数的家务劳动的运动强度达不到这一要求（见图6－2家务劳动强度）。

其次，一般的家务活动所能动用的大肌肉群较少，很多是小肌肉群参与运动，动作较单调，若家务过于繁重，会使局部的肌肉疲劳，还容易导致精神疲劳，反而对疾病控制不利。

但是家务活动也是很多患者每天必做的，常常还要花很长的时间。如何利用这一活动改善自己的健康状况也很重要。比如，拖地板的时候，不要总保持一种姿势，可以多换换手，中间可增加一些小动作，像伸伸腰，抬高腿等。买菜，若家离菜市不是太远可以步行去，离得远可以骑自行车去，最好少坐公交车。若带不能行走的婴儿，可以推着儿童车去环境好的公园散步。带大些的孩子，可以和他们打打球。

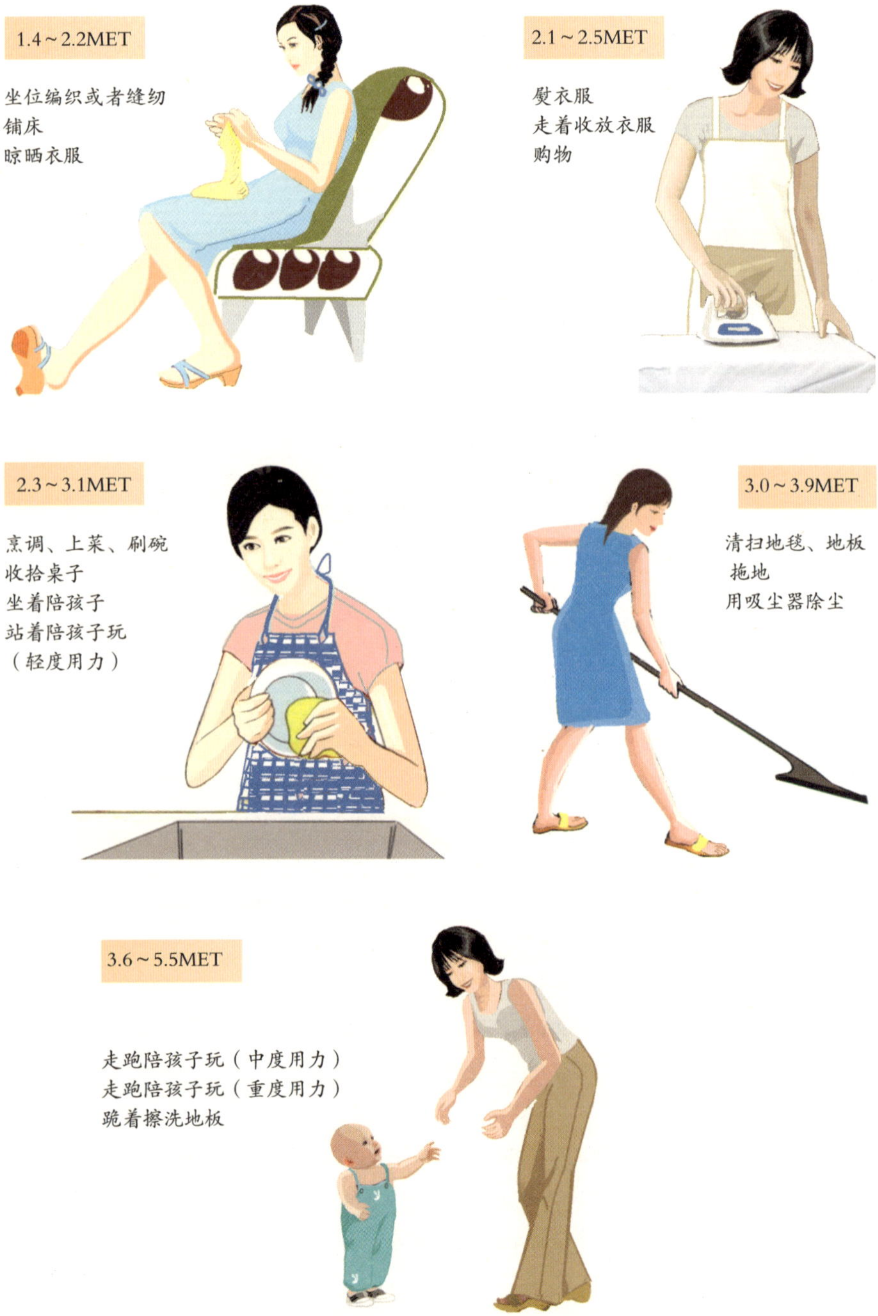
1.4～2.2MET
坐位编织或者缝纫
铺床
晾晒衣服
2.1～2.5MET
熨衣服
走着收放衣服
购物
2.3～3.1MET
烹调、上菜、刷碗
收拾桌子
坐着陪孩子
站着陪孩子玩
（轻度用力）
3.0～3.9MET
清扫地毯、地板
拖地
用吸尘器除尘
3.6～5.5MET
走跑陪孩子玩（中度用力）
走跑陪孩子玩（重度用力）
跪着擦洗地板

图6-2　家务劳动强度

家务劳动同样也要适量。若家务劳动的强度比较适宜，患者可以轻松胜任，这样的家务劳动是有益于健康的；但如果家务劳动过于繁重，患者觉得精神不好和体力下降，则应减少做家务的量。

第三节　其他类型糖尿病运动疗法推荐

一、1型糖尿病患者的运动疗法

1型糖尿病患者确诊后首先要实施胰岛素治疗和饮食控制，待血糖控制稳定后才能实施运动疗法。

（一）1型糖尿病患者运动的意义

由于1型糖尿病患者大多为儿童及青少年，因此运动锻炼尤其重要，表现为以下几个方面：

•运动可促进儿童的正常生长发育及身心健康，维持正常运动能力。

•规律运动可以提高胰岛素敏感性，减少对胰岛素的需求，有助于血糖控制，能降低胆固醇，减少心血管疾病的风险。研究表明，经常参加运动的1型糖尿病的学生，10～30年后并发症的发生率和病死率都明显低于不参加运动者。

•运动还是青少年糖尿病患者融入正常生活的媒介。

（二）1型糖尿病患者的运动处方

运动的种类和运动强度可根据1型糖尿病患者的年龄、病情、兴趣爱好和运动能力而定，如选择步行、慢跑、踢球、跳绳、游泳、舞蹈等均可。开始时运动强度以最高心率的50%～60%为宜，运动时间从20分钟开始，逐渐延长，每周运动3～4次。随着运动能力的提高，可逐渐增加运动的时间和运动次数。每次运动应适度，不要过度劳累，以免加重病情。在制定1型糖尿病患者运动方案时，应多注意运动的趣味性和直观性，不断变换运动的方法和内容，以提高他们对运动的积极性，并使运动能长期坚持，达到促进生长发育的目的。

（三）运动注意事项

对于1型糖尿病患者来说，运动引起低血糖和酮症酸中毒的比例更高，症状也更严重，尤其要注意夜间低血糖的发生。请详细阅读第六章如何预防和处理这两种情况。

下表为美国糖尿病协会糖尿病患者运动指南的内容：

表6–1 美国糖尿病协会糖尿病患者运动指南

足部（鞋袜）穿着适当，或者包括其他足部护具
避免在极冷或极热温度下运动
每日及每次运动后进行足部检查
避免在代谢控制不稳情况下运动

（引自：美国糖尿病协会糖尿病指南.1990）

（1）运动的原则为循序渐进，量力而行，持之以恒，在保证安全的前提下进行。

（2）预防低血糖和酮症酸中毒

（3）运动时应及时补充水分。

（4）避免在代谢控制不稳情况下运动。

（5）足部（鞋袜）穿着适当，或者包括其他足部护具。

（6）避免在极冷或极热温度下运动。

（7）每日及每次运动后进行足部检查。

合并血管病变及神经病变的1型糖尿病患者其运动注意事项请参阅第五章运动风险早知道。

二、 妊娠糖尿病与体育运动

妊娠糖尿病是指怀孕前未患糖尿病，而在怀孕时才出现高血糖的现象。近几年，在各国大城市调查妊娠期糖尿病或糖耐量异常的发生率已经达到3%~5%，成为威胁孕期健康的重要疾病。

（一）妊娠糖尿病患者运动的意义

妊娠糖尿病的治疗应首选饮食配合运动治疗，约有85%的孕妇通过生活方式调整后，血糖就可以达到理想范围。怀孕期间适度运动，可以帮助孕妇控制孕期体重，防止体重增加过快，且适度运动会消耗母体多余的血糖。适当运动可以显著降低妊娠时的胰岛素抵抗，帮助妊娠糖尿病患者有效控制血糖。运动可以预防妊娠期糖尿病以及远期2 型糖尿病的发生。一般认为，孕前期的身体活动可以降低妊娠期糖尿病的发生风险。

（二）妊娠糖尿病患者的运动处方

妊娠糖尿病患者，由于妊娠的特殊状态，不提倡进行过多剧烈的活动，以中小强度的运动为主。以下运动适合妊娠糖尿病患者：

（1）散步是一种非常适宜妊娠期糖尿病病人的活动，但不要走得太急，以避免对身体振动太大造成疲劳。

（2）做广播操，可以做一些上肢活动的广播操节段，减少下肢大幅度活动。

（3）做孕妇体操，能达到辅助控制血糖的作用，并有利于分娩时胎儿的娩出。

（4）游泳，可在稳定的孕中期进行，动作要缓和，最好在温水中游泳。凡有流产、早产史、心脏病及癫痫的孕妇不宜游泳；孕晚期，为避免胎膜早破和感染，应停止游泳。

（5）小强度的力量练习，如弹力带练习等。

运动时动作要轻柔，避免大幅度及高冲击力的跑跳动作。要在安全的地方运动，注意穿舒适的服装等。

每次运动时间20~40分钟。运动后有微汗，轻松愉快，食欲、睡眠良好，虽稍感疲乏，肌肉酸痛，但休息后可消失，次日体力充沛为适宜。运动频率一般认为每周运动3次以上，轻度运动比如散步等，可每天1次。运动时间一般选在餐后1~2小时进行。

（三）运动注意事项

由于运动可能增加母婴发生意外的危险，因此妊娠糖尿病的运动治疗方案有很强的个体差异，最好在医生的指导下进行。

当您进行运动时，请遵循以下建议：

（1）每次餐前休息30分钟，监测胎儿活动情况，若此时无胎儿活动，或者胎儿24小时活动小于10次，不要进行运动；

（2）监测空腹及餐后2小时血糖水平，如果低于3.3mmol/L（60mg/dl）或者高于14mmol/L (250mg/dl)，或者尿酮体阳性，均不能运动；

（3）在没有上述的情况下运动20~30分钟，运动中心率最多比平时快50%。

（4）运动后休息30分钟，注意胎儿活动情况

（5）若出现规律宫缩，您需要去产科就诊。

（6）记录下血糖、饮食、体育活动、胎儿活动情况。

（7）妊娠32周后注意每周测定胎儿心率。

孕妇以往有三次以上自发流产史的妇女，以及有多次妊娠、高血压、肺部疾患和有早产史的妇女均不能进行运动。

第七章 2型糖尿病人群饮食建议

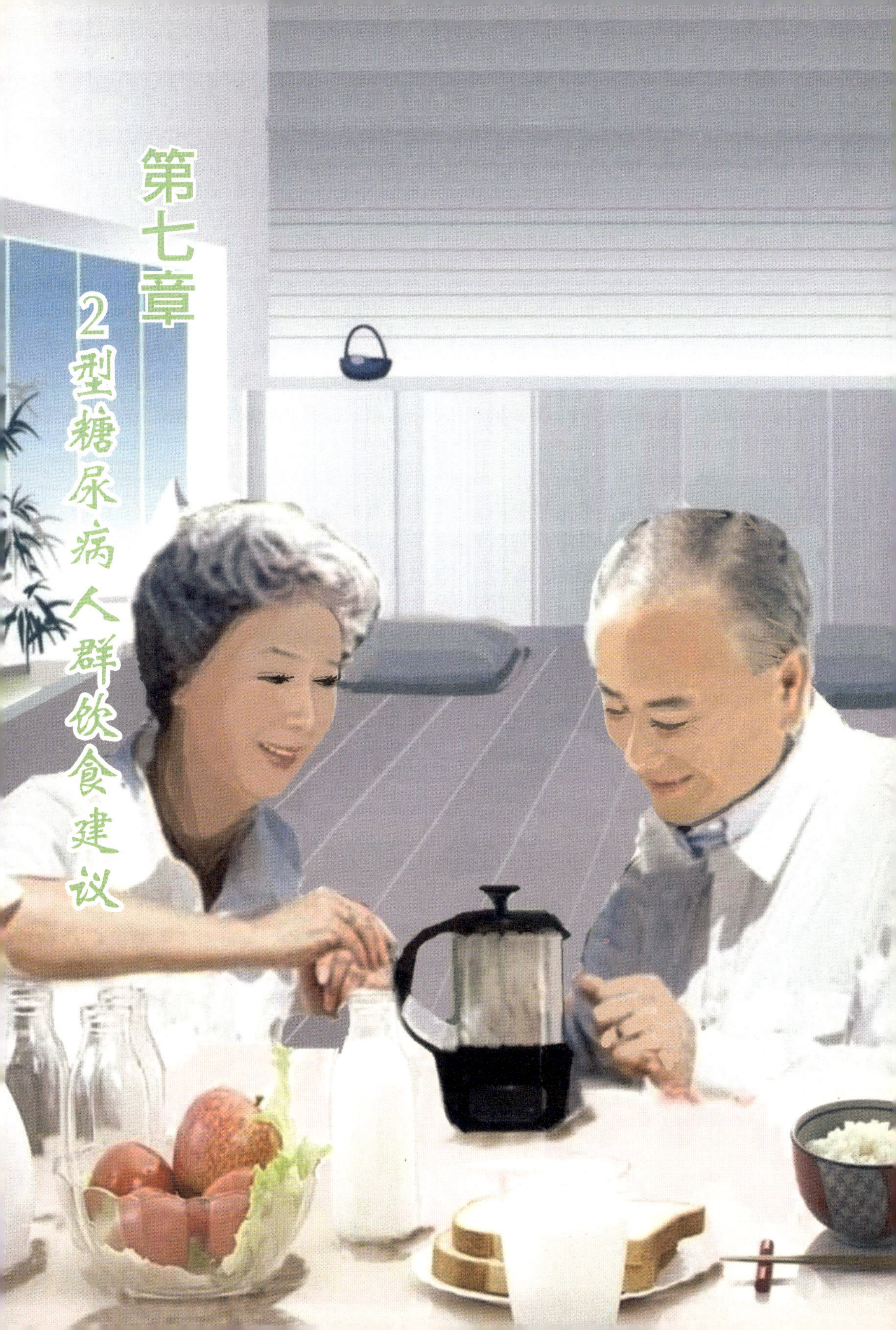

第一节　糖尿病合理饮食相关问题

一、2型糖尿病患者饮食控制的难点是什么

让我们来看一看糖尿病饮食现状。知道自己得了糖尿病，一部分人觉得没有不良症状，照样大吃大喝，直到出现各种严重的并发症。还有一部分人什么都不敢吃，一把蔬菜、几根黄瓜就打发一天，造成营养不良，身体状况下降。

从上面的例子可以看出，饮食控制后的饥饿难忍，是令许多患者在饮食方案面前望而却步的重要原因。饮食方案的难点之一，就是在控制总热量的情况下，解决食欲极好的患者吃饱、吃得有营养的问题。可以说，重视饥饿感、解决饥饿感，饮食控制就成功了一半。

二、糖尿病患者为什么容易饥饿

糖尿病患者的饥饿感可能是高血糖的表现，也可能是低血糖引起的，甚至可能是一种心理需求。不过，想吃东西≠饥饿≠低血糖≠生理需要，我们首先应该查明饥饿感的真正来源，才能找到相应的解决办法。

（一）高血糖饥饿

高血糖饥饿往往预示着糖尿病已经发展到比较严重的阶段，此时细胞上的“锁生锈”更严重，胰腺β细胞也被大量破坏，分泌胰岛素能力下降，造成大量的糖无法进入细胞，而从尿中排出，细胞得不到能量发出强烈的饥饿信号。血糖控制越糟糕，饥饿感就越强烈，要想减轻饥饿感，只有想办法让糖进入细胞才行。治疗方案既要除“锈”，又要改善胰腺β细胞的功能，或者补充外源性的胰岛素。经过治疗，病情改善后，饥饿感也会随之减轻。

（二）低血糖饥饿

低血糖轻者表现为头昏、心慌、饥饿感和出汗等症状，重者可引起昏迷或死亡。假如患者经常出现饥饿感，首先应排除低血糖。监测血糖值低

于3.9mmol/L（70mg/dl）时即为低血糖。

糖尿病患者糖调节受损，血糖波动比非糖尿病患者大得多，即表现为高血糖，也容易发生低血糖。无论对健康人还是糖尿病人来说，保持血糖稳定、没有大波动才是理想状态。

出现低血糖还可能与控制饮食后能量摄入不足、用药时间与进餐时间及进餐量不配合等有关，活动量过大及空腹饮酒等也可能引起低血糖。

（三）饮食量减少过快

给食欲很好的病人减少饮食，一旦减得过多过快，可造成病人不适应而产生饥饿感。

降低摄入总热量要循序渐进，如果推荐量比患者平时饮食量少太多，不要要求一步到位，而应逐渐减量。饮食量减少适应几天后饥饿感也会慢慢减轻。

另外，治疗过程中，血糖降低速度过快，虽没到低血糖的程度，也会感到饥饿。

加餐及低血糖指数饮食方案是减少血糖波动幅度及防止低血糖发生较有效的措施。

（四）心理需求

想吃并不都是缺乏能量，身体疲劳或心情不好时，大脑也可以发出想吃的信号，当食物的味道、香味等信息传递给大脑，能产生满足感，让身体舒服。

这种情况，不妨寻找其他的快乐来满足自己，比如出去散步或是做些其他运动。

三、饮食调节如何解决饥饿问题

饮食调节能降糖又能解决饥饿问题，在糖尿病的防治中占有非常重要的地位。

（一）控制总热量，提高胰岛素敏感性

从长远来看，只有减轻胰岛素抵抗（除锈）才能从根本上解决糖尿病患者的饥饿问题。研究表明，不论初始体重如何，低热量饮食可减轻胰岛

素抵抗、降低血糖。而肥胖是胰岛素敏感性下降的罪魁祸首。因此控制食物摄入的总热量、减轻体重是控制病情、减轻饥饿感的重要措施。

（二）摄入低热量、含高营养素的食物

糖尿病饮食要控制热量，幸运的是，很多富含营养素的食物热量并不高，比如菌藻类、蔬菜、鱼、虾、蛋奶和一些肉类等。选择体积大、热量低同时含各种营养素丰富的食物，既可以保证充足的营养又可以吃到足够量的食物，从而达到减轻饥饿感的目的。

小知识

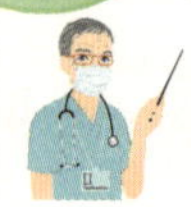

肥胖可能是一种营养不良

凡是能维持人体健康以及提供生长、发育和劳动所需要的各种物质均称为营养素。人体所必需的营养素有蛋白质、脂肪、碳水化合物（糖类）、无机盐（矿物质）、维生素、水和膳食纤维等7大类。其中，蛋白质、脂肪、碳水化合物能为人体提供热量，称为供热营养素。而维生素、矿物质、水和膳食纤维等均不含热量。

肥胖是供热营养素（即能量）过剩引起的，但不代表肥胖者体内其他的营养素过剩，恰恰相反，肥胖很可能是缺乏营养的表现。研究证实，维生素B_6、维生素B_{12}、烟酸等营养素在脂肪的分解代谢中起着至关重要的作用；体内锌元素的含量与脂肪中甘油三酯呈负相关；机体能量的转移离不开钙、铁、维生素A等。也就是说，当体内一些营养素摄入不足时，就可能影响机体能量的正常代谢，使脂肪不容易分解而堆积在体内，导致肥胖。

现代人饮食结构中呈现出“越来越油、越来越甜、越来越精细、水果蔬菜所占比例越来越少”的趋势，动物性食品、油腻食品和甜食等高热量的食物摄入增多，蔬菜、豆类等富含维生素、矿物质及膳食纤维等的食品却被忽略。而喜欢吃精细的食物，又使得原本富含各种营养素的谷物、蔬菜等在加工过程中营养素大量丢失，机体为了获得同样的营养素，不得不吃更多的食物。这样一来，造成体内脂肪、蛋白质和糖过剩，却缺乏各种人体所需的维生素、矿物质及膳食纤维等，造成营养不良型肥胖。

（三）降低餐后血糖，减少血糖波动

餐后血糖水平直接受饮食影响，因此，合理饮食对于餐后血糖的控制尤为重要。

通过选用低血糖生成指数食物及合理的加餐，可以降低餐后血糖、减少血糖波动、减轻饥饿感。

（四）防止低血糖饥饿

通过合理的进餐和饮食分配，还能防止和纠正低血糖。

第二节　降糖饮食方案

一、糖尿病患者能吃多少东西

糖尿病患者需要控制食物摄入的总热量，并在此基础上保证平衡饮食、定时定量进餐。那么每天应该摄入多少热量的食物呢?

下面举例简单介绍总热量的计算：

举例：糖尿病患者张××，男，55岁，身高176cm，体重88kg。会计，无运动习惯。

（一）第一步：根据身体和体重查体形

查表3-2体重指数（BMI）自查表（见第三章）：身高176cm和体重88kg对应的体重指数（BMI）是28，体形为肥胖。

（二）第二步：根据身高查标准体重

根据标准体重自查表（表7-1），身高176cm对应的标准体重为68kg。

表7-1　标准体重自查表

身高（cm）	标准体重（kg）	身高（cm）	标准体重（kg）	身高（cm）	标准体重（kg）	身高（cm）	标准体重（kg）
141	44	154	52	167	61	180	71
142	44	155	53	168	62	181	72
143	45	156	54	169	63	182	73
144	46	157	54	170	64	183	74
145	46	158	55	171	64	184	74
146	47	159	56	172	65	185	75
147	48	160	56	173	66	186	76
148	48	161	57	174	67	187	77
149	49	162	58	175	67	188	78
150	50	163	58	176	68	189	79
151	50	164	59	177	69	190	79
152	51	165	60	178	70	191	80
153	51	166	61	179	70	192	81

注：儿童的标准体重请向儿科医生咨询。

（三）第三步：根据工作性质判断身体活动状况

查表7-2身体活动程度自查表，工作是会计且无运动习惯，为轻体力劳动。

表7-2　身体活动程度自查表

活动程度	职业工作分配时间	工作内容
轻身体活动	75%时间坐或站立 25%时间站着活动	办公室工作、修理电器、售货员、酒店服务员、化学实验操作、讲课
中等身体活动	25%时间坐或站立 75%时间特殊职业活动	学生日常活动、机动车驾驶、电工安装、车船操作、金工切割等
重身体活动	40%时间坐或站立 60%时间特殊职业活动	非机械化农业劳动、炼钢、舞蹈、体育运动、装卸、采矿等。

（四）第四步：根据体形和身体活动状况，算出每天供给能量

查表7-3不同身体活动程度每天供给能量表，肥胖体形、轻体力劳

动，每日供给能量为20～25 kcal/kg标准体重。标准体重为68kg。

每天供给能量=20～25kcal/kg×68kg =1360～1700 kcal

表7–3　不同身体活动程度每天供给能量表（kcal/kg标准体重）

体型	卧床休息	轻体力劳动	中等体力劳动	重体力劳动
消瘦	20～25	35	40	45~50
正常	15～20	30	35	40
肥胖	15	20～25	30	35

越胖的人热量控制应该越严格。但如果算出的食物热量与病人实际进食量相差太多，病人饥饿感明显，则需灵活掌握，逐月减少摄入总量，最后达到要求量。比如，本案例中张XX，体重指数（BMI）是28，属于肥胖，可以先推荐1500千卡/天。

根据科学营养分配原则，合理分配三大供热营养素。科学的分配原则是碳水化合物占一日总热量的55%～60%，脂肪占一日总热量的25%～30%，蛋白质占一日总热量的15%～20%。

（五）第五步：确定一天总热量在各类食品中的分配

查附表1一天总热量在各类食品中的分配表“1500千卡”一栏，即可确定每类食物的份数。每份食物的重量是多少，请查附表2等热量食物交换份。

总热量	食物交换	表1	表2	表3	表4	表5	表6	表7
（kcal）	单位	谷薯类	水果类	肉蛋大豆类	奶类	植物油	蔬菜类	调味品
1500	17	9	1	2.5	1.5	1.5	1	0.5

由上可以了解自己一天吃多少食物，但很多人会觉得量太少难吃饱。下面的章节我们主要介绍在控制总热量的情况下，如何吃得更饱、对血糖影响更小。

小知识

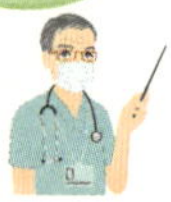

食物交换份

食物交换份是将食物按其所含主要营养成分分为4大类（6小类）：第一类含糖较多的谷薯类和水果类；第二类是含蛋白质较多的肉、蛋、豆和奶类；第三类是含脂肪较多的油脂类及坚果类；第四类是含维生素、矿物质和膳食纤维较多的蔬菜类等。又将能提供90千卡的热量的食物重量定为一份，每一份同类食物之间可以交换，故称为一个食物交换份。

食物交换只能在同类食物中进行，不同类不能交换。如：80克瘦牛肉和155克鲜虾肉均含90千卡热量，为1份，又同属肉类，营养相似，可以互相交换，但不能与1份大米交换。

尽管食物交换份看起来比较难理解，但对糖尿病患者来说，一旦掌握并能灵活应用，就会发现自己的餐桌变得丰富多彩，营养更均衡，还能很方便地了解自己到底吃了多少东西。

二、低热量食物可以多吃点

相同热量的食物，其重量可以相差很大，热量越低的食物，一个食物交换份重量越重，体积也更大，更容易有饱腹感。比如，同样提供90千卡的热量，选择鲜海虾肉可以吃14只（约155克），而选半肥瘦猪肉末只有25克。（见图7-1一个食物交换份举例）

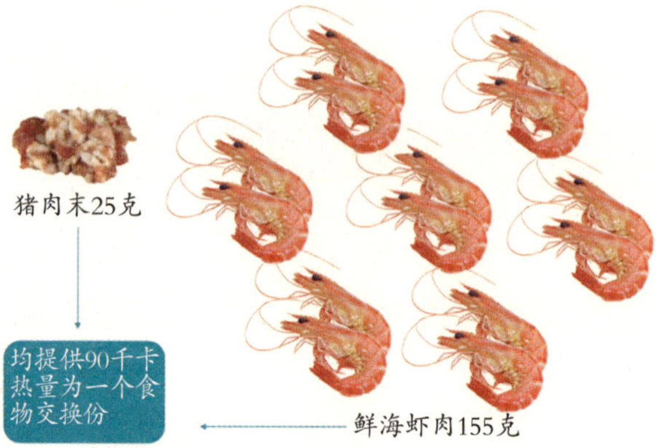

图7-1　一个食物交换份举例

快乐厨房：怎样做主食可以多吃点?

大米：重量100克，总热量约343千卡。

以下是与其热量相当的主食举例：

例1土豆南瓜蒸饭：食材总重量575克，总热量约321千卡。

土豆南瓜蒸饭：将大米50克、南瓜400克（已去皮）、土豆120克（已去皮）共同蒸熟。

例2糊涂粥：食材总重量约600克，总热量约360千卡。

将淮山100克、南瓜400克蒸熟，加上燕麦25克，枸杞子、木耳、苦瓜适量，熟鸡蛋1个及调味料拌匀，煮成粥。

因此，我们首先要对于那些热量极低的食物做到心中有数，不论是主食、肉类还是蔬菜。

（一）低热量主食

一个食物交换份的米、麦、面粉、各种干挂面等均为25克。

可以用低热量的食物代替一部分米、面等，表7-4为低热量主食举例。

如：可以用400克南瓜代替25克的大米。

表7-4　低热量主食举例（1个食物交换份）

名称	重量（克）
南瓜	400
凉粉	175
淮山	150
莲藕	125
土豆	120
芋头	110

（二）低热量蛋白类食物

蛋白类食物的热量主要取决于脂类的含量。脂类含量越高，热量越高。比如，猪肉中，纯肥肉热量约807千卡，五花肉热量约561千卡，瘦肉约为143千卡。（注：食物的热量是按100克可食部分计）

热量较低的蛋白类食物有：动物血；虾、贝、蟹和鱼类等（相对来说，无鳞鱼的脂类含量和热量比有鳞鱼高，鱼子和蟹黄的热量也偏高）；畜类中，以兔肉、牛肉、羊肉和瘦猪肉等的热量较低，而肥肉和动物皮等热量较高；有些动物内脏（如肺、肾、肚子、肠等）尽管热量不是很高，但胆固醇含量高，也不宜多食；鸡肉中以鸡脯肉热量最低；鸡蛋清的热量比蛋黄大约低5倍；豆制品中豆腐、豆腐脑、豆浆等热量很低，而腐竹等热量较高。乳制品中牛奶热量非常低，尤其是脱脂奶，但奶酪、奶油热量非常高（蛋白类食物一个交换份重量请见附表2）。

由于糖尿病患者往往合并有血脂紊乱、高血压、冠心病等动脉硬化性疾病，脂肪的含量特别是胆固醇的摄入需严格控制。

快乐厨房：一片扣肉等于三菜一汤

扣肉，主要以五花肉为原料，虽然美味可口，但热量很高，每100克大约为550千卡热量。

若选择低热量的食材，并采用少油的办法烹调，550余千卡热量的食物，可以做出三菜一汤。

表7-5　三菜一汤主要原料列表

名称	主要原材料
1　清蒸鲈鱼	鲈鱼200g，柠檬30g，葱、姜、蒜及辣椒酱等调味料适量
2　洋葱炒肉	洋葱150g，猪肉（瘦）30g，橄榄油5g，调味料适量
3　炒生菜	生菜300g，豆油5g，调味料适量
4　红白豆腐酸辣汤	南豆腐50g，猪血50g，植物油5g，葱，姜、蒜及调味料适量

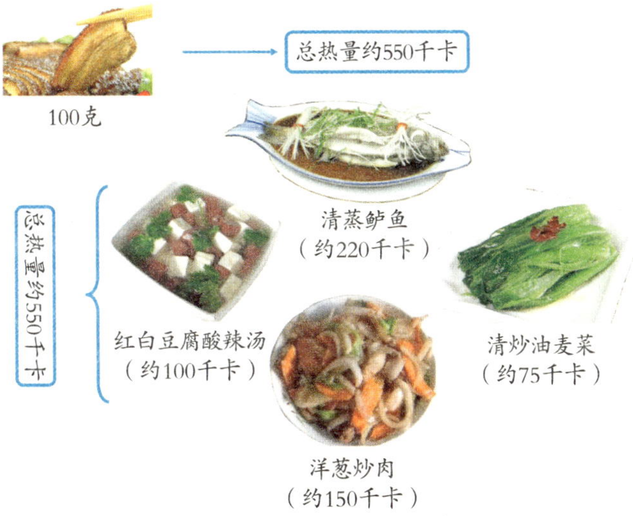

图7-2　二两扣肉与三菜一汤热量比较

（三）低热量蔬菜类

各种蔬菜的热量也有很大差别，其中菌类、藻类和绿叶菜及黄瓜、西红柿等的热量都非常低（见表7-6低热量蔬菜举例）。

鲜玉米、毛豆、百合、山药等含糖量高，应作为主食食用（扣除相应单位主食的分量）。

表7-6　低热量蔬菜举例（1个食物交换份）

名称	重量（克）
浸海带	643
草菇	643
凤尾菇	643
鲜蘑菇	450
水发木耳	429
金针菇	346

（四）这样做菜热量低

由于同等数量的糖类和蛋白质在体内氧化产生的热量只有脂肪氧化产生热量的44%，因此限制脂肪的摄入更易防止过多热量的摄入。糖尿病患者每日食用油用量应控制在15～25克（相当于1汤匙），采用凉拌、白灼、清蒸、清炒、清炖、烧烤、涮菜及熬菜等烹调方法，可以减少食用油的用量，降低菜肴的热量。

三、怎么吃更易降低餐后血糖

餐后血糖直接受食物中碳水化合物的影响，含糖量较高的食物有：谷类及其制品（如大米、小麦、燕麦、馒头、面条、面包等），豆类，水果，含碳水化合物较多的蔬菜（如薯类、莲藕、胡萝卜等）和甜味剂（如红糖、蜂蜜、白糖等）。其中主食是含糖最丰富的食物，且食用量大，因此是影响餐后血糖的主要因素。

（一）选择血糖生成指数低的食物

血糖生成指数是糖尿病患者选择食物的关键指标，选择血糖生成指数低的食物更有利于餐后血糖的控制。

由于不同食物中的碳水化合物种类和含量不同，葡萄糖进入血液的速率和数量不同，也就产生了不同的血糖反应，有些食物使血糖升高明显，而另一些对血糖影响不大。

我们将对血糖影响大的食物称为高血糖生成指数（高GI）食物，影响小的称为低血糖生成指数（低GI）食物。

低GI的食物可以让血糖平缓地升高和下降，还能延缓饥饿感。而高GI食物则让血糖升高更明显，血糖波动幅度增大。

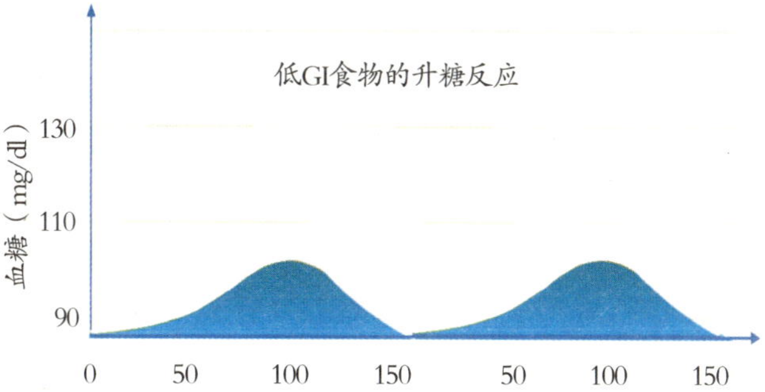

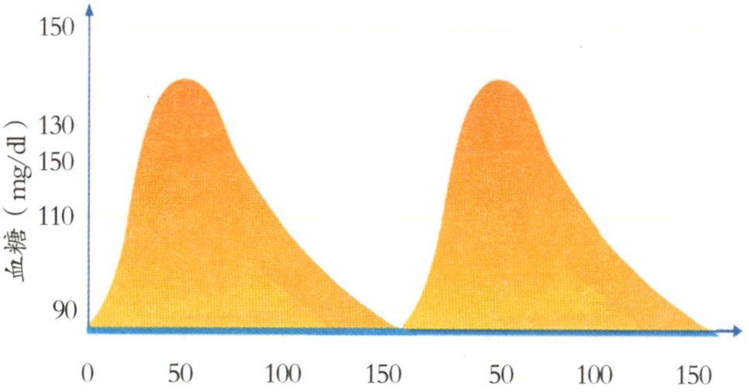

图7-3　不同GI食物对血糖的影响

比如说，1个食物交换份的大米、黑米、小麦、绿豆和大麦均能提供90千卡的热量，但是它们的GI值差别很大，分别为：83.2、55、41、27.2和25。大米为高GI食物，黑米为中GI食物，而小麦、绿豆和大麦则为低GI食物。也就是说，进食同样数量的上述食物，大米对血糖影响最大，大麦影响最小。

另外，同一类食物加工越精细，其GI值越高，对血糖影响越大，如小麦、粗麦粉、富强粉的GI值分别是41、65、88.1。

1. 选择哪些主食对餐后血糖影响小

小知识

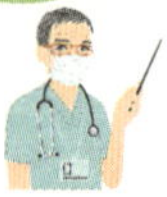

什么是血糖生成指数（GI）？

血糖生成指数（GI）是指含50克碳水化合物的食物与50克葡萄糖2小时体内血糖反应水平百分比值。它是用来度量进食糖类后血糖水平上升幅度的一个指标。

按照食物对血糖的影响和食物血糖生成指数，将富含碳水化合物的食物分为高GI食物、中GI食物、低GI食物三个等级（分级标准见表7–7）。

表7–7　食物GI分级标准

分级	GI值
高GI	>70
中GI	55~70
低GI	<55

喜欢吃米饭的朋友，可以在大米里掺些黑米、红米、大麦、燕麦、荞麦及豆类等低GI的食物。

喜欢吃面条的朋友可以选择绿豆面、荞麦面、意大利面等。

喜欢吃面包的朋友可以选择全麦面包等。

快乐厨房：教您做杂粮饼

杂面饼：将黄豆面、荞麦面、玉米面、小米面、白面以1：1：1：1：2的比例做成饼，至平锅，小火烤黄。

2. 怎样烹调食物对餐后血糖影响小

①食物要粗加工：尽量吃完整的食物，完整的食物消化慢，血糖上升

缓慢，且上升的幅度较小。

②加工越简单越好：在厨房要“懒”点，一般薯类、蔬菜等不要切得太小或碾成泥状，蔬菜能不切就不切，豆类能整粒吃就不要磨。

③少加水，急火煮：食物的软硬、稀稠、颗粒大小对GI值都有影响。加工时间越长，温度越高，水分越多，糊化就越好，GI值也就越高，进食后血糖也就越高。如大米稀饭对血糖的影响比米饭明显增大。

（二）主食分量大时，分一部分作为加餐

问题1：是不是高GI值的食物就不要吃了呢？

答：不是。

首先要明白，糖并不是坏东西，而是人体活动最基本的供能物质，是维持人体健康必不可少的基本物质。我们常吃的米饭、馒头、面条等均为高GI（GI>70）食物，含有其他食物不能替代的营养素，不吃同样对身体不利。

GI值反映了食物的品种对血糖的影响。但我们也知道，一种食物吃少点，对血糖的影响也会较小。食物量对血糖的影响可以用血糖生成负荷表示。

表7-8　高GI主食举例

食物	GI值
大米稀饭	89.4
馒头	88.1
白面包	87.9
大米干饭	83.2
面条	81.6

小知识

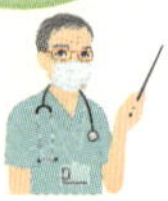

什么是血糖生成负荷？

由于血糖水平是由食物中碳水化合物的品质和数量共同决定的。科学家用血糖生成负荷（GL）来预测实际摄入的碳水化合物的量对血糖水平的影响。GL更重视实际摄入了多少碳水化合物，也就是摄入一定量的食物升高血糖的实际能力。

生糖负荷（GL）=血糖生成指数GI×摄入的实际碳水化合物含量（克）/100。

例如，想知道吃100克胡萝卜对血糖影响大不大，就可以用公式计算，胡萝卜的GI=71，每100克含糖为8.9克。

计算：生糖负荷GL=71×8.9/100=6.32。

查表7-9生糖负荷衡量标准（GL<10），说明吃100克的胡萝卜对血糖影响不大。

表7-9　生糖负荷衡量标准

GL	标准
>20	高
11～19	中
<10	低

对于餐后血糖高的患者来说，若每餐推荐的主食量过大，为了减少其对餐后血糖的影响并减轻胰腺的负担，可以分一部分作为加餐。最重要的是做好餐后血糖监测。

有一位患者非常注意餐后血糖自测，他发现自己进食二两主食后餐后2小时血糖正常，如果改为三两血糖就会增高。您注意过自己的餐后血糖与主食或水果等含糖高的食物之间的关系吗？

问题2：糖尿病患者能吃水果吗？一次吃多少比较安全？

答：水果含有丰富的维生素和矿物质，营养价值较高，且热量不高，因此可以吃。但有两点一定要注意，一是不要超过安全量，以免对血糖影响过大；二是，如果已经吃了其他对血糖影响大的食物后不要马上吃水果（比如正餐后又吃水果）。

那么吃多少水果对血糖影响不大呢？

当血糖负荷GL < 10，可以认为对血糖影响不大，GL < 10，我们称之为安全摄入量。我们以西瓜为例：西瓜的GI=72，含糖6.4克/100克。可以推算出， GL=10，为217克；GL=20，为434克。也就是说，当进食小于217克西瓜时对血糖影响小，当超过434克时，对血糖影响较大。

这里我们列举了部分水果的安全摄入量供参考（见表7–10常食水果一次食用安全摄入量举例）。

表7–10　常食水果一次食用安全摄入量举例

食物名称	GI	含糖量（%）	每次安全摄入量（克）
西瓜（黑皮）	72	6.4	<217
菠萝	66	9.5	<159
香瓜（甜瓜）	65	5.8	<265
哈密瓜	65	7.7	<200
木瓜	58	6.2	<278
猕猴桃	52	11.9	<162
橙	44	10.5	<216

问题3：糖尿病患者能吃糖吗？一次能吃多少？

答：我们平时吃的白糖多数是蔗糖，它对血糖的影响与精加工的大米、白面几乎是一样的或者更低。而糖中的果糖GI值仅为23，乳糖的GI也不高（46），比绝大部分主食类都要低得多。

然而从营养价值上来说，白糖、葡萄糖等简单糖类大多仅具有提供能量的作用，其他营养素几乎为零，不像米饭、馒头不仅提供能量，还含有蛋白质、膳食纤维和维生素等营养成分。人们之所以喜欢吃糖，主要是因为它们的甜味而非营养价值。

所以能不能吃、每天吃多少糖并没有规定。最重要的是要把糖当作饮食中总能量的一部分，比如您多吃了10克糖，就要少吃20克的馒头。

中华医学会糖尿病分会推荐糖摄入量要小于总热量的10%。日本医学会糖尿病学会推荐每次小于6克。

（三）合理搭配可以降低餐后血糖

当我们进食大米、馒头等高GI食物时，还有一个办法对血糖影响小，就是合理搭配。

搭配的原则：①高低搭配。也就是说你在吃高、中GI的食物时就要想办法搭配一些低GI的食物。要注意一次食物总的摄入量不要太大。②用来搭配的低GI食物，首先应该是健康食品，含脂不宜过高，而且量要足够。

1. 搭配一：增加富含膳食纤维的食物

膳食纤维是指人体小肠不能消化吸收的非淀粉多糖，按其在水中的溶解性能可分为可溶性和不可溶性。粗粮、豆类、蔬菜、菌藻类都含有丰富的膳食纤维。

在饮食中搭配一些膳食纤维高的食物有利于促进人体胃肠吸收水分，延缓葡萄糖的吸收，改善糖耐量，同时使人产生饱腹感。

小知识

膳食纤维也要适量

从理论上来说，糖尿病患者膳食纤维的含量应该越高越好，但过多的膳食纤维难以吸收，还可能会降低人体免疫力及妨碍某些微量元素的吸收，最好根据自己的身体情况适当调整。如果胃肠功能较好，可以适当增加，反之则适当减少。进食量较大时，要注意补充微量元素。

尤其是可溶性膳食纤维含许多活性多糖，具有明显的机体调节功能和防病作用，能降低血糖及提高免疫。

糖尿病患者膳食纤维每日推荐量：25～35克。

2. 搭配二：与蛋白类食物同吃

小麦面条GI为81.6，强化蛋白质的意大利细面条为37，加鸡蛋的小麦扁面条为55。典型的意大利通心粉用含蛋白质高的硬粒小麦颗粒粉制成，GI仅46。饺子蛋白质、膳食纤维都高，也是低GI食品。大米中掺杂些豆类也有同样的作用。

有研究认为，30克的碳水化合物搭配14克的蛋白质其GI值明显降低。

3. 搭配三：加点酸性食物可降低血糖指数

食物经发酵后产生酸性物质，可使整个膳食GL下降。在菜里或面条里加醋或柠檬汁是简便易行的方法。

问题4：脂肪为低GI食物，对血糖影响小，因此可以放心食用？

答：不是。

很多脂肪含量高的食物为中、低GI食物，但所含热量远远高于大多数糖类的高GI食物。比如说每100克土豆热量为76千卡，同样重量的炸薯片，热量高达612千卡。

要知道，对于糖尿病患者来说，过多脂肪和能量摄入比糖类对病情更加不利。所以一定要客观地来看高、低GI食谱。

最好的选择：一定要同时考虑食物的GI值、该食物吃了多少以及食物中含有多少脂肪。

四、每餐一个汤，增强饱腹感

可选用低热量的肉或蔬菜类，每餐都做一个汤，比如紫菜汤、豆腐海带汤、猪血韭菜汤、鱼头豆腐汤、牛肉西红柿汤、鲜鱼生菜汤、排骨萝卜汤等，满满一大碗也没多少热量。如果喜欢吃排骨汤或炖鸡汤等含油脂较多的汤，一定要注意将上面的浮油撇去。

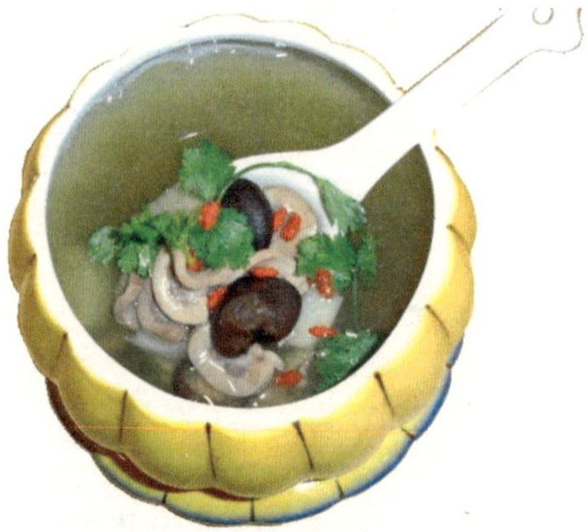

五、合理加餐减少血糖波动

加餐的主要目的一是解除饥饿，二是让血糖波动更小。当然加餐的热量是要计入全天的总热量中的。加餐健康与否，关键在于吃什么和怎么吃。

（一）什么情况下加餐好

患者饮食要定时定量，并注意自己的饥饿感、血糖、运动情况及胰岛素使用等情况。比如，若常在上午11点左右感觉饿，就可以考虑在10：30

分左右加餐；若晚上容易低血糖，则在睡前加餐。

（二）加餐选择什么样的食物

在选择加餐时，尽量选择低GI食物，比如牛奶、豆浆、水果、燕麦片、苏打饼干、全麦面包等。还应注意量不宜过大。

有一种情况要注意，如果您出现了低血糖，最好直接吃糖块等高GI食物，以防昏倒。

六、吃饭顺序有讲究

如果希望吃得饱又不至于引起餐后血糖过度升高，建议在吃饭的顺序上做一个小改变：采取先喝汤，然后吃蔬菜，再吃肉类和主食。吃低GI食物时尽可能拉长时间，使整餐的时间延长。

第三节　如何解决饮食矛盾

一、喜欢吃高脂、高糖、高热量的食物怎么办

有患者说：“我就爱吃高脂、高糖等高热量的食物，你推荐的都是清淡的饮食，要坚持一阵子还勉强可以，要坚持一辈子我可受不了。”

那么你就要为你喜爱的食物做出点努力。

（一）办法一：通过运动消耗多余的热量

想吃“三高”食物并非不可，最重要的是吃进去以后要想办法把它消耗掉，运动是加快脂肪和糖消耗的最有效、最重要的手段。可以在餐后1～3小时运动以消耗多余的能量。要记住，是在您平时运动量的基础上增加的运动。

对于一位60千克左右的人来说，如果多吃了一个馒头或二两米饭（即多摄入180千卡的热量），要做多少运动就能将它消耗掉呢？

比如，您选择了最轻度的运动，如散步、购物、做家务、打太极拳等，持续30分钟能消耗90千卡热量，运动1小时能消耗掉180千卡热量。

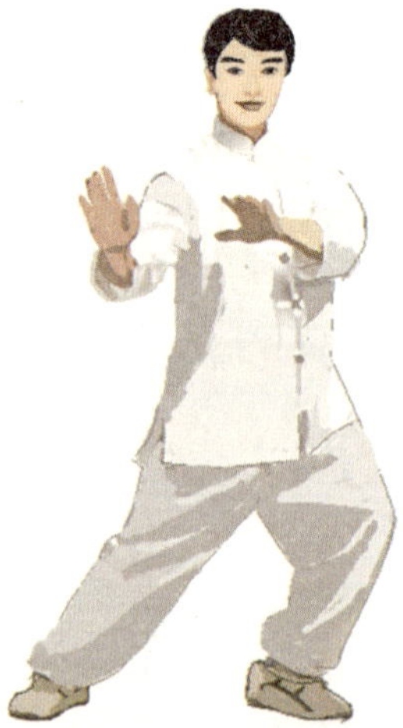

最轻度运动：持续30分钟消耗90千卡热量

如散步、购物、做家务、打太极拳。

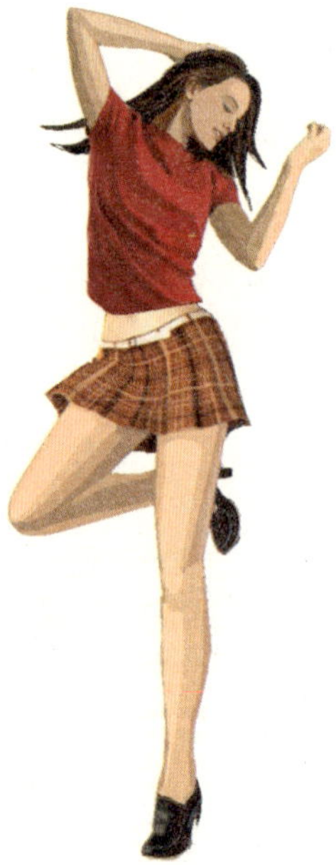

轻度运动：持续20分钟消耗90千卡热量

如跳交谊舞、做体操、平地骑车、打桌球。

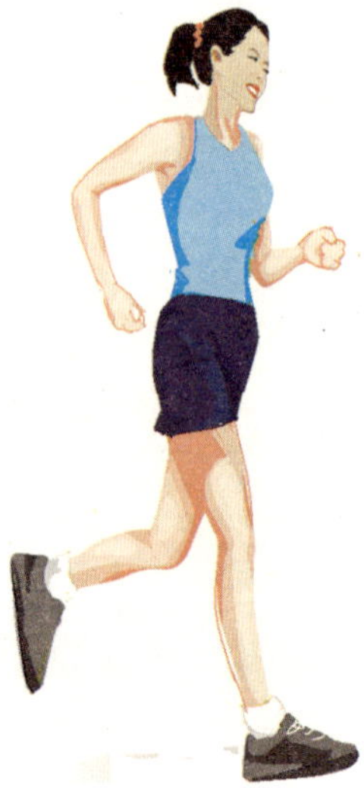

中度运动：持续10分钟消耗90千卡热量

如爬山、平地慢跑、打羽毛球。

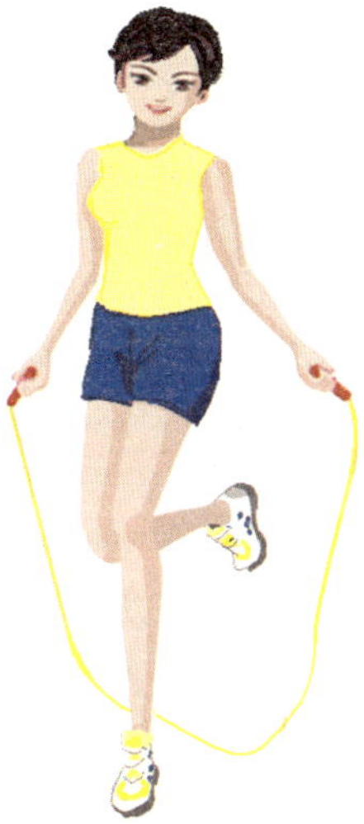

高强度运动：持续5分钟消耗90千卡热量

如跳绳、游泳、举重、打篮球

（注：强度过大，一般不推荐）

（二）办法二：减少下一餐的进食量

如果一餐进食过多，直至下一餐前仍然有饱腹感，可以适当减少下一餐的进食量。

（三）办法三：适当增加药量

首先要明确，最好不要选择增加药量的方式来降低因额外进食引起的高血糖，因为多余的热量并没有被消耗掉，而是变成了脂肪贮存在体内，这对糖尿病的控制是不利的。偶然多吃，最好还是选择运动消耗掉，但若情况不允许，为了保持血糖稳定，就需要适当增加药物，至于加什么药及增加多少，要根据具体情况。最好向你的主管医师咨询。

二、糖尿病患者如何与家人一起吃饭

前面已经提到过，糖尿病有家族倾向。

糖尿病患者的饭菜与普通人的饭菜没有太大的区别，只是总的热量以及油的摄入量控制更严格，实际上，这对于没有糖尿病的人来说，也是应该提倡的。尤其是有家族遗传史的患者，其家人都可能存在着不良的饮食习惯。

和家人一起吃饭时，他们不可能和你一样严格控制油量。在吃炒菜时，可准备一碗白开水和一个味碟，味碟里放上酱油、醋、蒜米、辣椒等调味料，遇到太油腻的菜时可放到白开水里涮一下，然后蘸调味料吃。

总之，糖尿病并不意味着与美食绝缘，只要你愿意学习、愿意尝试，可以吃得更健康，更营养！

附表1　一天总热量在各类食品中的分配表

总热量 kcal	食物交换单位	表1 谷薯类	表2 水果类	表3 肉蛋大豆类	表4 奶类	表5 植物油	表6 蔬菜类	表7 调味品
1000	11	6	0.5	1	1	1	1	0.5
1100	12	6	0.5	1.5	1.5	1	1	0.5
1200	13.5	7	0.5	1.5	1.5	1.5	1	0.5
1300	14.5	7	1	2	1.5	1.5	1	0.5
1400	16	8	1	2.5	1.5	1.5	1	0.5
1500	17	9	1	2.5	1.5	1.5	1	0.5
1600	18	9	1	3	1.5	2	1	0.5
1700	19	10	1	3	1.5	2	1	0.5
1800	20	11	1	3	1.5	2	1	0.5
1900	21	12	1	3	1.5	2	1	0.5
2000	22	12	1	4	1.5	2	1	0.5
2100	23	13	1	4	1.5	2	1	0.5
2200	24.5	14	1	4	1.5	2.5	1	0.5
2300	25.5	14	1.5	4.5	1.5	2.5	1	0.5
2400	27	15	1.5	5	1.5	2.5	1	0.5
2500	28	15	1.5	5	1.5	3	1.5	0.5
2600	29	16	1.5	5	1.5	3	1.5	0.5

附表2 等热量食物交换份（每份食物提供热量90千卡）

表1 谷薯类

食物项目	实重量（g）	食物项目	实重量（g）	食物项目	实重量（g）
米	25	米饭	75	炸鱿鱼卷	18
小米	25	油条	25	巧克力维化饼干	20
面粉	25	窝头	50	山药	140
挂面	23	栗子	40	芋头	110
切面	33	藕	110	桃酥	18
烙饼	40	蛋糕	30	凉薯	220
玉米面	25	红薯	70	鲜玉米	50
玉米楂	25	白薯	30	甜饼干	20
莜麦面	23	土豆	120	红薯片	60
荞麦片	25	莲子	150	炸薯片	16
燕麦片	23	苏打饼干	20	炸虾片	18
燕麦面	25	椒盐饼干	20	馒头	40
炸土豆片	18				

表2 水果

食物项目	实重量（g）	食物项目	实重量（g）	食物项目	实重量（g）
葡萄	220	桃	180	鲜枣	90
柚子	160	哈密瓜	220	柑橘	160
鸭梨	250	猕猴桃	200	菠萝	160
樱桃	220	京白梨	250	荔枝	120
甜橙	170	苹果	160	甜瓜（带皮）	360
柿子	190	草莓	280	红果	90
杏	180	李子	220	芒果	140
香蕉	100	西瓜	275		

表3 肉、蛋、大豆类

食物项目	实重量（g）	食物项目	实重量（g）	食物项目	实重量（g）
猪肉（瘦）	30	猪蹄（脱骨）	30	兔肉	100
羊肉（瘦）	45	火腿肠	35	鸭	70
牛肉（瘦）	60	午餐肉	35	酱鸡	30
猪肉松	25	红烧鸡肉	65	鸡	80
猪肾	25	红烧牛肉	60	鸭掌	60
猪肝	70	猪排（带骨）	25	板鸭	20
猪舌	50	驴肉	110	鹅	60
青鱼	70	鲤鱼	80	胖头鱼	130
带鱼	65	墨鱼	140	河螃蟹	65
对虾	100	干贝	25	海螃蟹	110
田螺	135	鲫鱼	150	白鲢鱼	80
草鱼	80	甲鱼	85	鱿鱼（干）	25
黄鱼	110	蚶（鲜）	200	海参（干）	25
鱼松	25	青豆	20	绿豆	27
鸡蛋	50	鹌鹑蛋	50	鸡蛋黄	25
鸭蛋	55	松花蛋	55	炒豌豆	24
鹅蛋	50	鸡蛋白	190	豆腐干	50
黄豆	23	红小豆	27	豆腐脑	250
豌豆	27	豆浆	225	豆腐（南）	150
炸蚕豆	23	蚕豆（去皮）	25	腐竹（干）	20

表4 奶制品

食物项目	实重量（g）	食物项目	实重量（g）
牛奶	160	奶粉（牛）	17
羊奶	150	炼乳	30

表5　油脂类

食物项目	实重量（g）	食物项目	实重量（g）	食物项目	实重量（g）
葵花子（炒）	15	开心果（带皮）	15	植物油	10
南瓜子（炒）	16	炒松子	14	黄油	10
花生仁（炒）	15	黑芝麻	15	猪油	10
西瓜子（炒）	16	核桃	13	奶油	45
花生（鲜）	15	腰果	16		

表6　蔬菜类

食物项目	实重量（g）	食物项目	实重量（g）	食物项目	实重量（g）
黄豆芽	100	毛豆（鲜）	70	苦瓜	500
绿豆芽	310	菜豆（鲜）	340	葱头	230
圆白菜	450	豇豆（鲜）	300	冬笋	220
莴笋	820	豌豆（鲜）	110	茄子	390
空心菜	300	小白菜	430	菠菜	330
蒜薹	200	大白菜	560	丝瓜	360
西红柿	530	雪里蕻	350	芹菜	470
白萝卜	360	茴香	430	油菜	410
水萝卜	330	柿子椒	430	茭白	360
红萝卜	300	鲜蘑菇	390	黄瓜	690
胡萝卜	240	西葫芦	750	生菜	640
菜花	360	南瓜	350	冬瓜	820

表7　调味品（0.5份）

食物项目	实重量（g）	食物项目	实重量（g）	食物项目	实重量（g）
白砂糖	10	醋	110ml	酱油	45
芝麻酱	7	黄酱	40	团粉	14
蜂蜜	14ml	甜面酱	30		

主要参考文献

[1] Yang WY, Lu JM, Weng JP, et al. Prevalence of diabetes among men and women in China [J] . N Engl J Med, 2010, 362(12):1090–1101.

[2] Colberg SR, Sigal RJ, Fernhall B, et al. Exercise and type 2 diabetes: the American College of Sports Medicine and the American Diabetes Association: joint position statement executive summary [J] . Diabetes Care, 2010, 33(12):2692–2696.

[3] 郭晓敬. 规则运动与降糖药物治疗2型糖尿病对比观察 [J] . 河南职工医学院学报，2009，21 (2) : 160–2.

[4] 迪内希·纳吉英. 糖尿病运动指南 [M] . 李文慧，李乃适，等译. 北京: 化学工业出版社: 2009.

[5] 孙子林，刘莉莉，等. 2010年美国运动医学会/美国糖尿病学会糖尿病运动指南解读 [J] . 中国医学前沿杂志 (电子版) ，2011，3 (4) : 15–18.

[6] 美国运动医学学院. 2型糖尿病运动指南 [J] . 庄稼英，编译. 糖尿病天地·临床 (下旬) . 2011，05 (4) : 150–156.

[7] American College of Sports Medicine. ACSM's Advanced Exercise Physiology [M] . 2,American,Lippincott Williams & Wilkins,2011.

[8] 美国斯坦福大学预防医学研究中心. 运动圣经 [M] . 邓志峰，译. 北京: 化学工业出版社，2008.

[9] 薛桂月，陈青云，李霞，陈莹. 糖尿病量化运动处方的制定和实施 [J] . 体育科技，2009，4; 45–50.

[10] 田麦久. 运动训练学 [M] . 北京: 高等教育出版社，2006.

[11] 冯美云. 运动生物化学 [M] . 北京: 人民体育出版社，2007.

[12] 陈莹，陈青云. 糖尿病运动疗法的研究进展与现实问题 [J] . 中国组织工程研究与临床康复，2007，11 (30) : 6039–6042.

［13］杨静宜，徐峻华. 运动处方［M］. 北京：高等教育出版社，2008.

［14］陈吉棣. 运动营养学［M］. 北京：北京大学医学出版社，2002.

［15］王海成. 康复医学［M］. 洛阳：河南科学技术出版社，2006.

［16］Pat Archer. 运动保健按摩疗法［M］. 李国惠，等译. 天津：天津科技翻译出版公司，2008.

［17］Thomas Hendrickson. 骨科疾病的矫形按摩［M］. 叶伟胜，等主译. 天津：天津科技翻译出版公司，2004.

［18］罗阿尔·贝尔，斯韦内·迈赫伦. 运动损伤临床指南［M］. 高崇玄，译. 北京：人民体育出版社，2007.

［19］徐浩. 运动员营养配餐与膳食管理及标准规范实务手册［M］. 北京：中国科技文化出版社，2005.

［20］陈青云，夏宁，李霞. 合理饮食轻松降血糖（上、中、下册）［M］. 南宁：广西人民出版社；2009.

［21］中国疾病预防控制中心营养与食品安全所编著，杨月欣，王光亚，潘兴昌主编. 中国食物成分表2002［M］. 北京：北京大学医学出版社，2002.

［22］BA. 鲍曼，RM. 拉塞尔. 现代营养学（原著第八版）［M］. 荫士安，汪之顼，编译. 北京：化学工业出版社；2004.

［23］杨月欣. 食物血糖生成指数［M］. 北京：北京医科大学出版社；2004.

［24］葛可佑. 中国营养科学全书［M］. 北京：人民卫生出版社；2006.

［25］张印法，杨月欣. 食物血糖生成指数在糖尿病营养教育中的应用研究［J］. 营养学报. 2003，3：248-251.